高等医药院校系列教材

中药鉴定学实验

第2版

张贵君　主编

科学出版社
北　京

内 容 简 介

本书是高等医药院校系列教材《中药鉴定学》(第2版)的配套教材。为加强其适用性和科学性，全书按基本实验、选择实验和附录三大部分撰写，对教育发展不平衡和教学计划的调整可起到弹性调节作用。实验教学内容均结合中药鉴定方法和质量标准制定的需要设计,以中药鉴定方法学为基本理念,强调基本原理、基本技能、基本技术,并注重实验用中药的代表性、指导性和实验内容的科学性、前瞻性。本书体现了药材、饮片及其制剂鉴定指标的相关性和整体观的科学思路。

本书的实验教学部分共编写了27个实验,参考教学时数为140学时,其中基本实验86学时、选择实验54学时。各院校也可根据实际教学条件和教学计划的调整选择授课。附录收载了部分鉴定方法的技术要点和重点药材、饮片及粉末的彩色图102幅,供学生课前预习和课后复习参考。

本书为中药类专业的本科规划教材,亦适用于药学类、制药类专业,可供4~7年制的学生和研究生使用,并可作为中医药工作者研究和工作的参考书籍。

图书在版编目(CIP)数据

中药鉴定学实验/张贵君主编.—2版.—北京:科学出版社,2009

ISBN 978-7-03-023708-8

Ⅰ.中… Ⅱ.张… Ⅲ.中药鉴定学-实验-医学院校-教材 Ⅳ.R28-33

中国版本图书馆CIP数据核字(2008)第198594号

策划编辑:方 霞 曹丽英/责任编辑:万 新 曹丽英/责任校对:陈玉凤
责任印制:吴兆东/封面设计:黄 超

科学出版社 出版
北京东黄城根北街16号
邮政编码:100717
http://www.sciencep.com

北京华宇信诺印刷有限公司印刷
科学出版社发行 各地新华书店经销
*

2002年10月第 一 版 开本:787×1092 1/16
2009年3月第 二 版 印张:7
2024年8月第十四次印刷 字数:172 000

定价:29.80元

(如有印装质量问题,我社负责调换)

《中药鉴定学实验》编写人员名单

主　编　张贵君

副主编　（按姓氏笔画排序）

石俊英　刘塔斯　李　薇　金哲雄　姜大成

编著者　（按姓氏笔画排序）

王晶娟（北京中医药大学）
乌莉娅·沙衣提（新疆医科大学）
石俊英（山东中医药大学）
曲中原（哈尔滨商业大学）
刘　芃（贵阳中医学院）
刘塔斯（湖南中医药大学）
闫永红（北京中医药大学）
李　薇（广州中医药大学）
李西林（上海中医药大学）
李素丽（广西大学）
张　继（中国生物药品检定所）
张　媛（北京中医药大学）
张贵君（北京中医药大学）
陈代贤（大连市药品检验所）
陈随清（河南中医学院）
罗　容（首都医科大学）
图　雅（内蒙古民族大学）
金哲雄（哈尔滨商业大学）
郑玉光（河北医科大学）
赵　越（广东药学院）
姜大成（长春中医药大学）
崔亚君（上海中医药大学）
隋　宏（宁夏医科大学）
雷国莲（陕西中医学院）
裴香萍（山西中医学院）
潘艳丽（中国中医科学院）

第 2 版前言

本书是高等医药院校系列教材《中药鉴定学》(第 2 版)的配套教材。根据中医药人才培养和中药科学发展的需要,在《中药鉴定学实验》第 1 版教材的基础上、吸纳部分专家的意见对部分内容进行了修订。本实验教材以中药鉴定基本理论、基本知识和基本方法为主线,在收载的内容上注重阐述中药鉴定知识的系统性、传承性、科学性、代表性、适用性和指导性等内涵,体现了实验方法学的创新性、实践性和课程体系改革的方向。

全书按基本实验、选择实验和附录三大部分撰写,对教育发展不平衡和教学计划的调整可起到弹性调节作用。实验教学内容均结合中药鉴定方法和质量标准制定的需要设计,以中药鉴定的方法学为基本理念,强调方法的基本原理、基本技能、基本技术,并注重实验用中药的代表性和指导性。该教材体现了药材、饮片及其制剂鉴定指标的相关性和整体观的科学思路。教学内容由浅入深、重点突出、详略得当、全面系统、科学适用,具有较大的知识涵盖面和前瞻性,体现了培养学生分析问题和解决实际问题能力的教学特点。

本书的实验教学部分包括中药的基原鉴定法、性状鉴定法、显微鉴定法、理化鉴定法和生物鉴定法的 27 个实验,参考教学时数为 140 学时,其中基本实验 86 学时、选择实验 54 学时,各院校可根据实际教学条件和教学计划的调整选择授课。本书的附录部分收载了部分鉴定方法的关键技术、重点药材、饮片及粉末的彩色图 102 幅,供学生课前预习和课后复习参考。

为了提高本书内容的科学性、先进性、适用性和准确性,收载了中药鉴定的最新方法与技术成果,达到了优势互补、增强了教材内容的成熟性。在编写过程中,得到了各位编委单位的支持和帮助,在此一并致以衷心的感谢。

本书是中药类、药学类、制药类等相关专业本科、研究生及各个教育层次的实验课教材,也是从事中药工作各类专业人员及中医药爱好者研究和工作必备的参考书。

由于时间仓促和水平有限,教材中难免存在缺点和错误,敬请各位读者提出宝贵意见,使之逐渐臻于完善。

张贵君

于北京中医药大学

2008 年 5 月 1 日

第1版前言

为适应我国高等中医药教育改革和发展的需要，根据教育部《关于"十五"期间普通高等教育教材建设与改革的意见》精神，组织编写了本教材。

在21世纪高等医药院校课程教材编写的基本原则指导下，本教材的编写以全面推进素质教育为纲，力求体现以下特点：即突出中医药理论体系的特色，反映中医药教学改革和学术发展的成果，注重教材整体内容的优化，体现方法学的创新性、实践性和课程体系改革的方向。

《中药鉴定学实验》是21世纪高等医药院校教材《中药鉴定学》的配套教材。根据中医药现代化人才培养、中药国际化和产业化快速发展的需要，本教材增加了生物鉴定法等新方法、新技术、新知识。为了加强其适用性，全书按基本实验和选做实验两大部分撰写，对教育发展不平衡和教学计划的调整可起弹性调节作用。实验教学内容均结合中药研究、生产和应用的需要设计，以方法学为基本理念，尤其强调中药品种和质量鉴定方法的基本原理、基本技能、基本技术，并注重实验用单味中药的代表性和指导性，首次在本教材中体现了中药材及其制剂鉴定指标的相关性和整体观的科学思路。教学内容由浅入深、重点突出、详略得当、全面系统，具有较大的知识涵盖面和创新性，体现了培养学生分析问题和解决实际问题能力的教学特点。

本教材的实验教学部分包括基原鉴定法、性状鉴定法、显微鉴定法、理化鉴定法、生物鉴定法等28个实验，参考教学课时为128学时，其中基本实验76学时、选做实验52学时，各院校可根据实际教学条件和教学计划的调整选择授课。附录部分收载了部分鉴定方法的关键技术，并附有重点讲授和需要掌握的97种重点中药材的彩色图谱，供学生课前预习和课后复习参考。

为了提高本教材内容的科学性、先进性、适用性和准确性，本书收载了20世纪末中药鉴定的最新方法与技术成果，为了达到优势互补、增强教材内容的成熟性，特聘请了国内部分知名专家对某些章节的有关内容进行了执笔和审校。特聘专家编委有：张继副主任药师（中国药品生物制品检定所）、陈代贤主任药师（大连市药品检验所）、蔡少青教授（北京大学）、肖永庆教授（中国中医研究院）、张思巨教授（中国中医研究院）、孙素琴副教授（清华大学）、屠鹏飞教授（北京大学）、徐秉玖教授（北京大学）、林瑞超主任药师（中国药品生物制品检定所）、郑毅男教授（吉林农业大学）、马小军研究员（中国医学科学院中国协和医科大学）、肖小河主任药师（中国人民解放军总医院）、徐鸿华教授（广州中医药大学）、丁平副教授（广州中医药大学）、李守拙教授（承德医学院）、孙静芸教授（浙江中医中药研究院）、杨书斌教授（山东省中医药研究所）、刘延泽教授（河南中医学院）、白根本副教授（北京中医药大学）等。在编写过程中，还得到了各位编委所在单位的支持和帮助，在此一并致以衷心的感谢。

本书是中药类、药学类、制药类等相关专业本科及各个教育层次的实验课教材，也是从事中药工作各类专业人员及中医药爱好者必备的参考书。

由于时间仓促和水平有限，教材中难免存在缺点和错误，敬请各位读者提出宝贵意见，以便重修使之臻于完善。

张贵君

于北京中医药大学

2002年6月1日

中药鉴定学实验规则

一、实验课教学的目的

1. 实验是科学理论的实践与论证，通过实验，使学生了解中药鉴定学基本知识和基本理论的内涵。通过感性知识，加深对理性知识的理解。掌握基本实验的关键技术，熟悉选择实验的一般方法。

2. 通过实验操作，使学生掌握中药品质鉴定的基本实验方法和技能，锻炼学生的动手能力和解决实际问题的能力。

3. 通过实验教学，培养学生观察、比较、分析、综合等科学逻辑思维能力，以及独立工作能力、严谨的科学态度和实事求是的科学作风。

4. 使学生掌握书写实验报告、使用各种仪器的方法及构造原理、重点中药鉴定特征等方面的基本知识。

二、实验课的主要内容

1. 中药基原、性状鉴定方法与技术。

2. 中药显微鉴定方法与技术。

3. 中药理化鉴定主要方法与技术。

4. 中药生物鉴定方法与技术。

5. 中药质量标准制定的基本要求。

三、实验课的一般程序

1. 预习　学生在课前要根据实验进度表，认真预习本次实验内容及教材的有关章节，必须了解实验目的、实验要求、实验内容、基本原理和操作方法，并对该实验的习题做出解答，了解实验的要点和关键技术。准备好各种实验用品。

2. 讲解　教师对该实验内容的安排及注意事项进行讲解，并可通过录像或投影等教学手段，使学生对实验内容有概括的了解。

3. 实验操作　除个别实验分组进行外，一般由学生独立进行操作和观察。学生必须按实验指导的要求认真操作、仔细观察、做好记录。有关基本技能的训练，要按操作程序反复练习，以达到一定的熟练程度。

4. 示教　一般在每次实验中均应备有示教内容，其目的是帮助学生了解某些实验中的重点、难点，扩大学生在实验课的有限时间内获得更多感性知识的机会。

5. 实验报告　必须强调科学性和准确性，要实事求是地记录、分析和综合。在实验结束时呈交实验报告。学生要认真阅读教师批改后的实验报告，不断提高学习质量。

6. 小结　实验结束后，师生共同总结本次实验的收获及今后应注意的问题。

四、实验课的基本要求

1. 遵守实验室规则。

2. 上课必须携带实验指导和有关实验用品。进入实验室要穿好工作服，按规定位置入座。

3. 实验前，要认真检查仪器、药品等是否齐备和完好，如有缺损应及时向指导教师报告，自己不得擅自调换仪器或标本等。

4. 实验开始前，要认真听取教师对实验的讲解，并做必要的记录。

5. 实验过程中，要合理安排时间，注意力集中在主要问题上。整个实验要井然有序。要听从教师指导，爱护仪器设备。

6. 实验结束后，要认真清理好实验用品，清洁实验台面，处理垃圾，关好水、电。值日生负责实验室的卫生工作。

目　　录

1 基本实验

1.1 中药显微鉴定基本技术

实验课时:8 学时。

内 容 提 要

本实验包括显微测量、显微制片的基本技术,显微化学反应和显微特征描述的基本方法。

通过实验掌握显微测量、显微制片、显微化学反应的一般方法与技术,掌握常见显微特征描述的一般方法。

原 理

(1) 显微测量 使用标定的目镜测微尺,测定显微目的物的大小(以 μm 为计量单位)。目镜测微尺是放在目镜内的直径为 2cm 的圆形玻片,其上有 100 等分格的刻度尺,每一小格表示的实际长度随不同的显微镜、不同放大倍数的物镜而不同。镜台测微尺是在载玻片上封固有精细刻度的标尺,标尺的长度是 1mm,分为 100 等分小格(每小格的长度为 10μm),用于目镜量尺的标定。使用标定的目镜测微尺,才能测量显微镜下目的物的大小。

(2) 显微制片 根据鉴定工作的需要,采用徒手制片和机械制片等手段,制备各种显微制片供显微特征的观察和描述。根据制作方法和保存的需要,分为半永久制片、永久制片和临时制片 3 大类。根据观察的目的和对供试品采取的制片方法不同,分切制标本片、解离组织标本片、表面标本片、粉末标本片和磨片等;其中横切片多用于观察组织的排列特征;纵切片多用于观察茎、木类中药的某些细胞组织,如射线的特征等;解离组织片用于观察某些细胞的形状,如纤维、石细胞等;表面片多用于观察叶、花、全草、果实和种子等的表面特征;粉末片多用于观察细胞、内含物或某些颗粒的特征;磨片用于骨类、贝壳类及矿物类等坚硬中药显微特征的观察。

(3) 显微化学反应 显微化学反应是指在药材的临时切片(新鲜的材料效果尤佳)或粉末片上滴加某种化学试剂,观察细胞壁、细胞内含物以及所含化学成分的反应。

(4) 显微描绘器 显微描绘器是描绘显微镜下所见物体的物像时所用的一种仪器,常见有单独使用的描绘器和固定在目镜上的描绘器,描绘器由 2 个棱镜 A、B 黏合在一起,A 棱镜黏合面 PP′除中央部的小圆孔 M 外,均涂以水银,旁侧有一反射棱镜 C,与垂直方向约呈 75°角,其底面 FF′上亦涂有水银。当载玻片上物体的物像经接物镜 E、接目镜 D 及 PP′平面上小孔 M 到达于视野时,眼睛可同时看到载物台上的物体和绘图板上的铅笔、图纸,这样即可进行描绘(图 1-1)。

目前多数情况下,显微描绘已被显微摄影所替代。

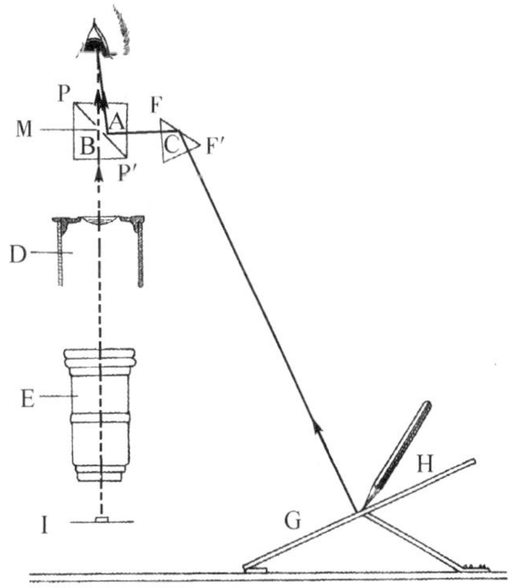

图 1-1 显微描绘原理

A. 直角棱镜 B. 直角棱镜 C. 反射棱镜 D. 目镜 E. 物镜 H. 绘图铅笔 G. 绘图板及绘图纸 I. 标本 FF′. 涂有水银的棱镜面 PP′. 涂有水银的黏合面 M. 未涂有水银的部分圆黏合面

(5) 显微特征的描述 显微特征的描述是在观察显微特征的基础上,对显微特征进行的形态描述。描述的内容主要有组织排列、细胞形状、大小、数量、颜色等。粉末显微特征的描述应遵循先多数后少数、先特殊后一般、先感观后测试的原则进行。

仪器、材料与试剂

(1) 仪器与材料

1) 仪器　生物显微镜,目镜测微尺,镜台测微尺,显微描绘器,镊子,解剖针,载玻片,盖玻片,酒精灯,剃须刀片,粉碎机,绘图板,铅笔等。

2) 材料　粉末:艾叶,巴戟天,半夏,穿心莲,黄芪,木香,肉桂,石韦,洋金花。绵马贯众叶柄永久制片。

(2) 试剂　α-萘酚浓硫酸试液,碘试液,间苯三酚试液,水合氯醛试液,苏丹Ⅲ试液,稀甘油试液,盐酸,硝酸,碘化铋钾试液,氯化锌碘试液,硫酸,钌红试液,硝酸汞试液,乙醚,石油醚,90%乙醇溶液,70%乙醇溶液,α-萘酚乙醇溶液,稀盐酸溶液,稀乙酸溶液等。

操作步骤

(1) 显微测量　首先进行显微目镜测微尺的标定,然后进行物体的测量(参见附录 3.1.3 显微测量)。

(2) 显微制片　包括徒手切片,粉末制片和表面制片(参见附录 3.1.2 显微制片)。

(3) 显微化学反应　选择显微特征描述使用的标本片,滴加规定使用的显微化学试剂,在显微镜下观察细胞壁、细胞内含物或化学成分的颜色变化。

包括细胞壁性质的鉴定、细胞内含物的鉴定、组织或细胞内化学成分的鉴定(参见附录 3.4 和基本实验 1.2 中药化学定性鉴定)。

(4) 描绘器的使用及绘图方法

1) 取下显微镜的接目镜,按说明书装上描绘器(或描绘目镜)。

2) 装上显微标本片,调节物像清晰度。

3) 调整绘图板的角度与描绘器的角度相一致,用显微描绘器上的滤光片调节光线强度,使视野中的物像及绘图纸上铅笔尖均较清晰,选定描绘的目的物(使用描绘目镜可省略绘图板)。

4) 用目镜测微尺测量描绘的目的物的大小,然后绘图。

5) 绘图时,先用 HB 型铅笔轻轻依物像描出目的物的轮廓,确定无误后,移开描绘器,用 H 型铅笔按要求的线条表示方法绘图,用橡皮擦去草图上的铅笔痕。绘图的线条要流畅、粗细均匀。

6) 放大倍数的计算　按下列公式计算:

$$放大倍数=\frac{绘图纸上描绘的图像长度}{被描绘目的物的实际长度}$$

也可以在描绘目的物的一侧画出目镜测微尺每个小格(或几个小格)长度的线段,再测其实际长度后计算。或在所画出目镜测微尺每个小格(或几个小格)长度的线段上标注实际长度即可,如 1 个小格的线段标注 10μm,2 个小格的线段标注 20μm。

(5) 显微特征的观察和描述(图 1-2,图 1-3,图 1-4,图 1-5)　分取绵马贯众叶柄、牛膝和麦冬切片和各供试品粉末少许,分别用水制片或制水合氯醛透化标本片,置显微镜下观察。根据观察的对象和目的物,可进行必要的显微化学反应。

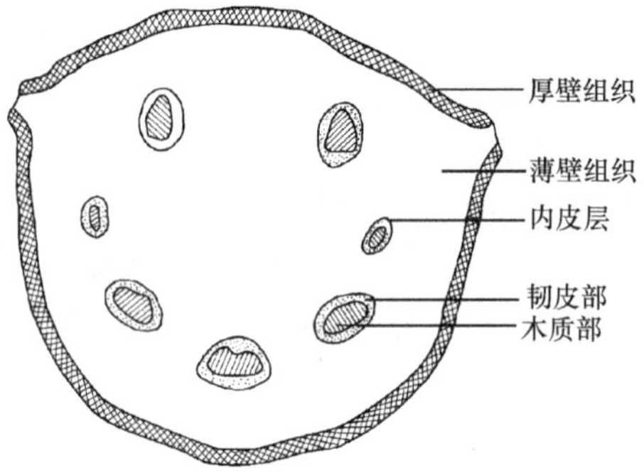

图 1-2　绵马贯众叶柄横切面组织特征

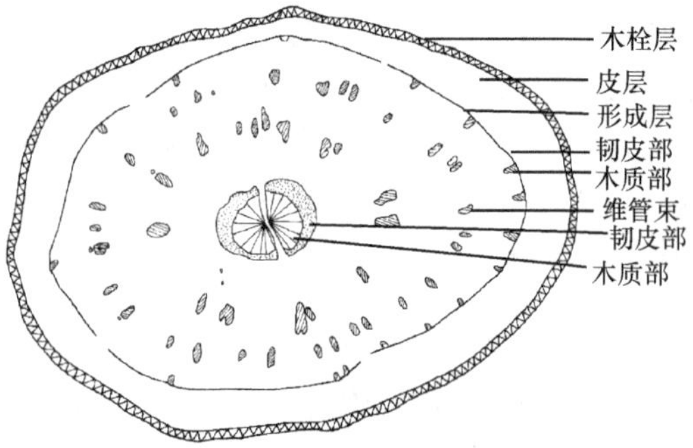

图 1-3　牛膝横切面组织特征

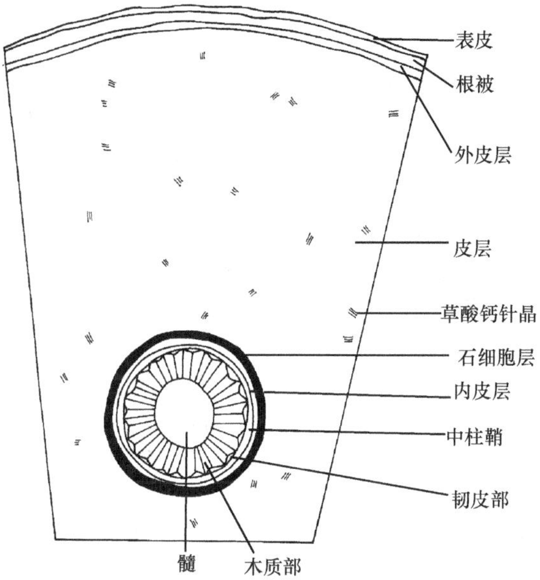

图 1-4 麦冬横切面组织特征

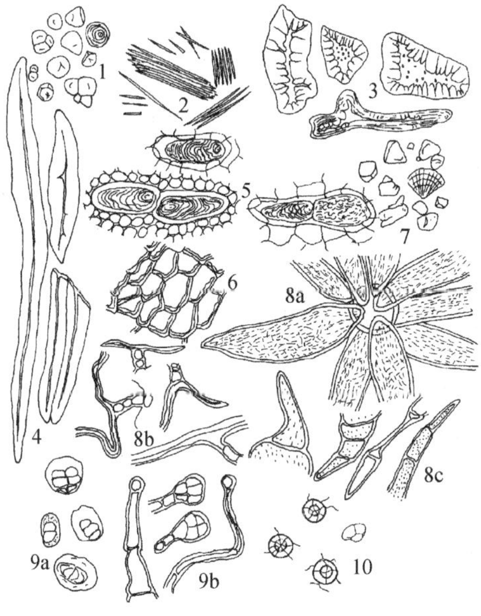

图 1-5 粉末显微特征

1. 淀粉粒(半夏) 2. 草酸钙针晶(半夏) 3. 石细胞(巴戟天) 4. 韧皮纤维(肉桂) 5. 钟乳体(穿心莲) 6. 木栓细胞(黄芪) 7. 菊糖(木香) 8. 非腺毛(a. 石韦, b. 艾叶, c. 洋金花) 9. 腺毛(a. 艾叶,b. 洋金花) 10. 腺鳞(穿心莲)

1) 组织特征 取绵马贯众叶柄、牛膝、麦冬横切面永久制片或徒手切片,由外向内依次观察其木栓层(或表皮、厚壁组织)、皮层、维管束等组织的排列情况及其特征。

2) 粉末特征 淀粉粒:取半夏粉末用水制片,观察淀粉粒的类型、形状,测量淀粉粒的大小,观察脐点的形状、位置及层纹的有无。

草酸钙针晶:取半夏粉末少许,制水合氯醛透化片或用水制片,观察并描述草酸钙结晶的类型、存在状态,测量草酸钙针晶的长度。

石细胞:取巴戟天粉末少许,制水合氯醛透化片,观察并描述石细胞的形状、颜色,测量石细胞的大小、观察细胞壁及孔沟的特征。用间苯三酚-浓盐酸试液制片,观察和描述石细胞壁的木化情况。

韧皮纤维:取肉桂粉末少许,制水合氯醛透化片,观察并描述韧皮纤维的分布状态、形状、颜色、细胞壁的特征,测量细胞的长度和直径。用间苯三酚-浓盐酸试液制片,观察和描述细胞壁的木化情况。

碳酸钙晶体(钟乳体):取穿心莲粉末少许,制水合氯醛透化片,观察并描述碳酸钙晶体的分布状态、形状、颜色,测量钟乳体的大小。在制片的边缘滴加少许盐酸溶液,观察钟乳体的变化和产生的现象。

木栓细胞:取黄芪粉末少许,制水合氯醛透化片,观察并描述木栓细胞的存在状态、切面观和表面观的形状、颜色,用间苯三酚-浓盐酸试液制片,观察和描述木栓细胞的木化情况;用苏丹Ⅲ试液制片,观察和描述木栓细胞的木栓化情况。

菊糖:取木香粉末少许,用水或水合氯醛制片(不透化),观察并描述菊糖的分布状态、形状、颜色,表面特征。在盖玻片的边缘滴加 α-萘酚-浓硫酸试液,观察并描述其化学反应。

非腺毛:分别取石韦、艾叶、洋金花粉末或碎片少许,制水合氯醛透化片,观察并描述非腺毛的分布状态、类型、形状、颜色、表面特征、细胞的数目和组成情况,测量非腺毛的长度和直径。用间苯三酚-浓盐酸试液制片,观察和描述非腺毛的木化情况;用苏丹Ⅲ试液制片,观察和描述非腺毛的角质层情况。

腺毛:分别取艾叶、洋金花粉末或碎片少许,制水合氯醛透化片,观察并描述腺毛的分布状态、形状、颜色、表面特征、腺头和腺柄细胞的数目和组成情况,测量腺毛头部、柄部的长度和直径。

腺鳞:取穿心莲粉末或碎片少许,制水合氯

醛透化片,观察并描述腺鳞的分布状态、形状、颜色、表面特征、腺头和腺柄细胞的数目、组成情况,测量腺毛头部、柄部的直径。

要点及难点解答

(1) 目镜测微尺的标定　同一显微镜,在目镜固定的情况下,不同放大倍数的物镜,目镜测微尺必须分别标定。

(2) 显微特征描述要在充分观察和测试的基础上进行,至少重复制备 3 片显微制片,并采用"之"字移动法观察,以防特征遗漏。描述特征的确定至少观察 20 个以上的目的物。

(3) 粉末显微特征检出的难易程度主要与制片的质量、取样、供试品的粉碎度等有关。

(4) 显微特征图的放大倍数取决于显微镜本身的放大倍数和绘图距离,绘图距离越大,放大倍数越大。

(5) 显微测量、显微制片、显微化学反应及绘图均结合显微特征的观察和描述进行实验。

习题与作业

(1) 习题

1) 常用显微制片的基本过程和所观察的对象。

2) 常见细胞壁、内含物显微化学反应的常用试剂。

3) 双子叶植物和单子叶植物根类中药的组织构造特点。

(2) 作业

1) 写出显微镜目镜测微尺的标定结果。

2) 写出显微特征描述的结果并绘图。

1.2　中药化学定性鉴定

实验课时:4 学时。

内 容 提 要

本实验采用中药常用的化学成分定性鉴别(包括显微化学鉴别)方法与基本技术,对部分常用中药进行质量鉴定。

通过实验掌握中药化学成分定性鉴别的一般规律和方法,掌握部分常用中药化学成分定性鉴别的主要特征。

原　　理

化学定性分析是指利用某些化学试剂能与中药中的某种或某类化学成分产生特殊的气味、颜色、沉淀或结晶等反应,作为鉴定中药的手段。中药的专属性成分,也可作为质量评价的特征之一。在对中药进行化学定性分析时,可用其提取液、粉末或切片等来进行。如将化学试剂直接加到中药表面、切片或粉末上,观察产生的结晶(用显微镜观察)以及特殊的颜色反应;取切片或粉末也可放置在玻片或滤纸上,滴加相应的试剂进行直接观察;取适量中药粉末于小试管中,加适当溶剂提取其化学成分,然后将提取液滴于玻片上、滤纸上或加入小试管中,再滴加一定的化学试剂并观察其现象;利用微量升华法,将中药中可升华的成分分出,加适当的试剂观察其化学反应现象等。

仪器、材料与试剂

(1) 仪器与材料

1) 仪器　天平,试管,烧杯,锥形瓶,吸管,量筒,玻璃漏斗,分液漏斗,滤纸,水浴锅,蒸发皿,载玻片,盖玻片,电吹风等。

2) 材料　粉末:安息香,白术,槟榔,薄荷,蟾酥,丁香,番泻叶,茯苓,附子,狗脊,诃子,厚朴,黄连,黄芩,金樱子,决明子,鹿茸,没药,全蝎,人参,乳香,延胡索,知母。

(2) 试剂　0.2%吲哚醌溶液,0.25mol/L 硫酸溶液,0.5%硫酸铜溶液,1%三氯化铁溶液,1%铁氰化钾溶液,10%乙酸铅试液,10%氢氧化钠溶液,2%乙酸溶液,2%茚三酮溶液,3%过氧化氢溶液,4%氢氧化钠溶液,5%对二甲基苯甲醛的10%硫酸溶液,5%三氯化铁的甲醇溶液(1∶1),5%三氯化铁乙醇溶液,5%茚三酮丙酮溶液,50%硫酸,α-萘酚试液,苯酚,乙酸酐,乙酸,碘化铋钾试液,碘化汞钾试液,碘化钾-碘试液,碘试液,对二甲氨基苯甲醛,过氧化氢试液,甲醇,碱性酒石酸铜试液,氯仿,氯化钠明胶试液,镁粉,硝酸汞试剂,明胶试液,浓硫酸溶液,氢氧化钠试液,四氯化碳,铁氰化钾-三氯化铁试液,稀乙酸溶液,稀硫酸溶液,香草醛,3%氢氧化钠氯化钠的饱和溶液,硝酸,盐酸,乙醇,乙醚等。

操 作 步 骤

(1) 含生物碱类成分中药的鉴定

1）取附子粉末约0.1g置试管中，加乙醇5mL，在水浴上加热20min，时时振摇，滤过，滤液蒸干，加2%乙酸溶液2mL，搅拌，滤过，滤液中加碘化汞钾试液2滴，即发生黄色沉淀。

2）取延胡索粉末2g置小烧杯中，加0.25mol/L硫酸溶液20mL，振摇片刻，滤过。取滤液2mL，加1%铁氰化钾溶液0.4mL与1%三氯化铁溶液0.3mL的混合液，即显深绿色，渐变深蓝色，放置后底部有深蓝色沉淀。

另取延胡索粉末0.2g，加稀乙酸溶液5mL，在水浴上加热5min，滤过。取滤液1mL，加碘化铋钾试液1～2滴，显红棕色；另取滤液1mL，加碘化汞钾试液1～2滴，显淡黄色沉淀。

3）取黄连粉末置载玻片上，加乙醇1～2滴及30%硝酸溶液1滴，加盖玻片，放置片刻，镜检，有黄色针状或针簇状结晶析出，加热或放置，结晶消失并显红色。

4）取槟榔粉末0.5g，加水3～4mL，加5%硫酸溶液1滴，微热数分钟，滤过，取滤液1滴于载玻片上，加碘化铋钾试滴1滴，即显混浊，放置后，置显微镜下观察，有石榴红色的球晶或方晶产生。

（2）含酚类和鞣质类成分中药的鉴定

1）取狗脊粉末2g，加水30mL，加热15min，滤过。分取滤液2mL，加1%三氯化铁试液，呈淡绿色；加铁氰化钾-三氯化铁试液，呈蓝黑色沉淀；加明胶试液，产生混浊或沉淀。

2）取金樱子粉末5g，加水50mL，置60℃水浴上加热15min，立即滤过。取滤液1mL，加碱性酒石酸铜试液4～5滴，在水浴中加热5min，生成红棕色沉淀；取滤液1mL，加1%三氯化铁溶液1～2滴，即显暗紫色。

3）取诃子果肉粉末3g，加水30mL，50℃水浴温热3～5min，滤过。取滤液2mL，加三氯化铁试液1滴，呈深蓝色并生成沉淀。另取滤液2mL，加氯化钠明胶试液1滴，生成白色沉淀。

（3）含黄酮类成分中药的鉴定　取黄芩粉末2g，置100mL锥形瓶中，加乙醇溶液20mL，置水浴上回流15min，滤过。取滤液1mL，加10%乙酸铅试液2～3滴，即发生橘黄色沉淀；另取滤液1mL，加镁粉少量与盐酸溶液3～4滴，显红色。

（4）含蒽醌类成分中药的鉴定

1）取决明子粉末0.5g，加稀硫酸溶液20mL与氯仿10mL，微沸回流15min，分取氯仿层，加入氢氧化钠试液10mL，振摇，放置，碱液层显红色；若显棕色，则分取碱液层加过氧化氢试液1～2滴，再置水浴中加热4min，即显红色。

2）取番泻叶粉末0.1g，加50%硫酸溶液10mL，沸水浴上加热水解15min，放冷，用氯仿或乙醚萃取，分取氯仿层或乙醚层，加4%氢氧化钠溶液提取，碱液加3%过氧化氢溶液2滴，沸水浴上加热4min，呈现红色。

（5）含皂苷类成分中药的鉴定

1）取知母粉末2g，加乙醇5mL，振摇后放置20min，吸取上清液1mL，于水浴上蒸干，残渣加浓硫酸溶液2滴，初显黄色，继变红色、紫堇色，最后呈棕色。

2）分别取人参和三七粉末少许，放于白瓷板上，然后滴加浓硫酸溶液1～2滴，人参呈棕褐色，三七呈血红色。

（6）含木质素类成分中药的鉴定　取厚朴粗粉3g，加氯仿30mL，回流30min，滤过。取15mL氯仿提取液，蒸去氯仿，残渣加10mL乙醇溶液，取滤液各1mL，分别加5%三氯化铁的甲醇溶液（1：1）1滴显棕黑色或蓝黑色；加硝酸汞试剂1滴，产生棕色沉淀。

（7）含内酯类成分中药的鉴定　取白术粗粉2g，置100mL具塞锥形瓶中，加乙醚20mL，连续振摇10min，滤过。取滤液少许，挥干后加乙酸酐和硫酸溶液呈蓝紫色至棕色；取滤液2mL，置蒸发皿中，待乙醇挥散后，加5%对二甲基苯甲醛的10%硫酸溶液1mL，显玫瑰红色，于100℃烘5min，变为紫色。

（8）含挥发油类成分中药的鉴定

1）取薄荷粉末少许，经微量升华得油状物，加硫酸溶液2滴及香草醛结晶少量，初显黄色至橙黄色，再加水1滴，即变紫红色。

2）取丁香粉末1g，置小试管中，加氯仿3mL，浸渍5min，吸取氯仿浸液2～3滴于载玻片上，速加3%氢氧化钠氯化钠饱和溶液1滴，加盖玻片，片刻即有簇状细针状丁香酚钠结晶产生。

（9）含树脂类成分中药的鉴定

1）取安息香约0.1g，加乙醇5mL，研磨，滤过，滤液加5%三氯化铁乙醇溶液0.5mL，即显亮绿色，后变为黄绿色。

2）取乳香粗粉0.05g，置小蒸发皿中，加入苯酚-四氯化碳(1∶5)溶液1滴，即显褐色或紫色。取本品1g，研碎，加入甲醇10mL，振摇24h，滤过。取滤液5mL，蒸干，残渣加稀硫酸溶液10mL后转移到分液漏斗中，用氯仿振摇提取2次，每次10mL，合并氯仿液，并浓缩至除尽氯仿，残渣加乙酸1mL溶解，再加乙酸酐-浓硫酸(19∶1)试剂1mL，溶液很快变成紫色(检查乳香酸)。

3）取没药粉末加硝酸，呈紫色。取没药粉末0.1g，加细沙0.5g，研匀，置试管中，加乙醚振摇提取，将提取液置蒸发皿中，待乙醚挥发后，残留有一层薄膜，用溴或发烟硝酸蒸气接触皿底残渣，即显紫红色。

(10) 含氨基酸类成分中药的鉴定

1）取全蝎粉末1g，加甲醇20mL，冷浸过夜，滤过，将滤液浓缩至5mL左右，作为供试品溶液。将此液分别点于2张滤纸上，分别喷0.5%茚三酮丙酮溶液及0.2%吲哚醌溶液，置110℃红外灯下烘烤，前者出现紫色斑点，后者出现蓝黑色斑点。

2）取鹿茸粉末0.1g，加水4mL，置水浴中加热15min，放冷，滤过。取滤液1mL，加2%茚三酮溶液3滴，摇匀，加热煮沸数分钟，显蓝紫色。另取滤液1mL，加10%氢氧化钠溶液2滴，摇匀，滴加0.5%硫酸铜溶液，显蓝紫色。

(11) 含强心苷类成分中药的鉴定

1）取蟾酥粉末0.1g，加氯仿5mL，浸泡1h，滤过，滤液蒸干，残渣加乙酸酐少量使溶解，滴加硫酸溶液，初显蓝紫色，渐变为蓝绿色。

2）取蟾酥粉末0.1g，加甲醇5mL，浸泡1h，滤过，滤液中加对二甲氨基苯甲醛固体少许，滴加硫酸溶液数滴，即显蓝紫色。

(12) 含多糖类成分中药的鉴定　取茯苓块片或粉末少许，加碘化钾碘试液数滴，显深红色。取茯苓粉末0.1g于试管中，加水5mL，煮沸，加碘试液3滴，得黄色溶液，应不显蓝色或紫红色。取茯苓粉末加α-萘酚及浓硫酸溶液，团块物即溶解，可显橙红色至深红色。

要点及难点解答

(1) 中药的化学定性鉴别应选择中药中专属性成分或药效组分作为鉴定特征。化学成分的提取要选择最佳溶剂，所选的化学试剂要具有灵敏、选择性强和稳定性好等特点。

(2) 重点掌握下列中药的化学定性鉴别特征　附子，延胡索，黄芩，番泻叶，人参，厚朴，白术，薄荷，丁香，安息香，乳香，没药，鹿茸，蟾酥，茯苓。

习题与作业

(1) 习题

1）中药中常见化学成分的提取方法及其鉴定用的主要化学试剂。

2）用化学定性方法鉴别下列药材　附子，延胡索，黄芩，番泻叶，人参，厚朴，白术，薄荷，丁香，安息香，乳香，没药，鹿茸，蟾酥，茯苓。

3）将《中药鉴定学》教材中收载的植物类中药按照化学成分进行分类。

(2) 作业　写出实验结果，并分析实验的现象。

1.3　中药薄层色谱鉴定

实验课时：8学时。

内容提要

本实验采用薄层色谱法，对大黄、人参、丹参、大青叶、马钱子、熊胆、万氏牛黄清心丸等常用中药进行鉴定。

通过实验掌握含有不同类别化学成分中药薄层色谱鉴别的条件及方法。掌握熊胆等中药薄层色谱鉴定的特征和方法。

原　理

薄层色谱鉴定法是选用适当粒度的吸附剂，并将其均匀涂铺在玻璃板上(或其他支持物上，如铝制薄板等)成一薄层，然后用毛细管或适当的点样器将供试品和标准品(或对照品)溶液分别滴加在薄层的起始线上，待样点上的溶剂挥散后，置于密闭的层析缸中，用一定的溶剂展开，当溶剂前沿到达距离另一端2～3cm处，取出，干燥，显色或直接观察(有色成分)，并与专属性的化学对照品或药效组分相比较，以鉴定品质。

仪器、材料与试剂

(1) 仪器与材料

1）仪器 电吹风，硅胶 G 薄层板，硅胶 H-CMC-Na 薄层板，容量瓶，三角瓶，烧杯，水浴锅，索氏提取器，紫外分析灯，层析缸等。

2）材料 粉末：大黄，人参，丹参，大青叶，马钱子，熊胆，万氏牛黄清心丸。

（2）试剂 10%磷钼酸乙醇溶液，10%硫酸乙醇溶液，2%三氯化铁乙醇溶液，20%氢氧化钠溶液，30%硫酸乙醇溶液，pH 试纸，稀氨溶液，苯，冰乙酸，丙酮，乙酸，乙酸乙酯，碘化铋钾试液，丁酮，硅藻土，甲苯，甲醇，甲酸，甲酸乙酯，氯仿，石油醚（30～60℃），盐酸，乙醇，乙醚，异丙醇，异辛烷，正丁醇，正己烷。

（3）对照品 大黄对照药材，大黄酸，丹参对照药材，丹参酮 $Ⅱ_A$，胆酸，靛蓝，靛玉红，鹅去氧胆酸，士的宁，黄连对照药材，黄芩苷，马钱子碱，去氧胆酸，人参皂苷 R_{g1}、R_e、R_{b1}，熊去氧胆酸，盐酸小檗碱，栀子苷。

操作步骤

（1）大黄的鉴定

1）供试品溶液的制备 取大黄粉末 0.1g，加甲醇溶液 20mL 浸渍 1h，滤过，取滤液 5mL，蒸干，加水 10mL，使溶解，再加盐酸 1mL，置水浴上加热 30min，立即冷却，用乙醚分 2 次提取，每次 20mL，合并乙醚液，蒸干，残渣加氯仿 1mL 使溶解。

2）对照药材溶液的制备 另取大黄对照药材按照上法制备。

3）对照品溶液的制备 取大黄酸对照品，加甲醇制成每 1 毫升含 1mg 的溶液。

4）色谱条件 硅胶 H-CMC-Na 薄层板。

展开剂：石油醚（30～60℃）-甲酸乙酯-甲酸（15∶5∶1）的上层溶液。

点样量：3 种溶液各 4μL。

显色：紫外光灯（365nm），或氨气中熏后在日光下观察。

5）结果 供试品与对照药材均显 5 个橙黄色荧光斑点，对照品显橙黄色荧光斑点；氨气熏后斑点均变为红色。

（2）人参的鉴定

1）供试品溶液的制备 取人参粉末 1g，加氯仿 40mL，加热回流 1h，弃去氯仿液，药渣挥干溶剂，加水 0.5mL 拌匀湿润后，加水饱和的正丁醇 10mL，超声处理 30min，吸取上清液，加 3 倍量的氨试液，摇匀，放置分层，取上层液蒸干，残渣加甲醇 1mL 使溶解。

2）对照药材溶液的制备 取人参对照药材 1g，同上法制备。

3）对照品溶液的制备 取人参皂苷 R_{g1}、R_e、R_{b1} 为对照品，加甲醇制成 1mL 中各含 2mg 的混合液。

4）色谱条件 硅胶 G 薄层板（厚 500μm）。

展开剂：氯仿-乙酸乙酯-甲醇-水（15∶40∶22∶10），10℃以下放置的下层溶液。

显色：10%硫酸乙醇溶液，在 105℃加热至斑点显色清晰，日光及紫外光灯（365nm）下观察。

点样量：3 种溶液各 1～2μL。

5）结果 供试品与对照品在日光下显 3 个相同的紫红色斑点，紫外光灯（365nm）下显相同的 1 个黄色和 2 个橙色荧光斑点。

（3）丹参的鉴定

1）供试品溶液的制备 取丹参粉末 1g，加乙醚 5mL，置具塞试管中，振摇，放置 1h，滤过，滤液挥干，残渣加乙酸乙酯 1mL 使溶解。

2）对照药材溶液的制备 取丹参对照药材，同上法制备。

3）对照品溶液的制备 取丹参酮 $Ⅱ_A$ 对照品，加乙酸乙酯制成每 1 毫升含 2mg 的溶液。

4）色谱条件 硅胶 G 薄层板。

展开剂：苯-乙酸乙酯（19∶1）。

点样量：上述 3 种溶液各 5μL。展开后直接观察。

5）结果 供试品与对照品显相同的暗红色斑点。

（4）大青叶的鉴定

1）供试品溶液的制备 取大青叶粉末 0.5g，加氯仿 20mL，置水浴上回流提取 1h，滤过，滤液浓缩至 1mL。

2）对照品溶液的制备 取靛蓝、靛玉红对照品，加氯仿制成每 1 毫升各含 1mg 的混合溶液。

3）色谱条件 硅胶 G 薄层板。

展开剂：苯-氯仿-丙酮（5∶4∶1）。

点样量：上述 2 种溶液各 5μL。展开后直接观察。

4）结果 供试品与对照品显相同颜色的斑点，靛蓝显蓝色、靛玉红浅紫红色。

（5）马钱子的鉴定

1）供试品溶液的制备　取马钱子粉末0.5g，加氯仿-乙醇（10∶1）混合液5mL与浓氨试液0.5mL，密塞，振摇5min，放置2h，滤过。

2）对照品溶液的制备　取士的宁和马钱子碱对照品，加氯仿制成每1毫升各含2mg的溶液。

3）色谱条件　硅胶G薄层板。

展开剂：甲苯-丙酮-乙醇-浓氨（4∶5∶0.6∶0.4）。

显色：碘化铋钾试液。

点样量：上述3种溶液各10μL。

4）结果　供试品与对照品显相同的棕色斑点。

（6）熊胆的鉴定

1）供试品溶液的制备　取熊胆仁0.1g，加甲醇10mL，温热使溶解，放冷，滤过，滤液浓缩近干，加20%氢氧化钠溶液5mL，水浴水解5h，放冷，加盐酸至pH为2～3，加乙酸乙酯萃取2次，合并乙酸乙酯液，浓缩至约5mL。

2）对照品溶液的制备　取胆酸、熊去氧胆酸、鹅去氧胆酸及去氧胆酸各约1mg，分别加甲醇至1mL溶解。

3）色谱条件　硅胶G薄层板。

展开剂：异辛烷-乙醚-冰乙酸-正丁醇-水（10∶5∶5∶3∶1）的上层液。

展距：16～18cm。

显色：30%硫酸乙醇溶液，105℃烘10min。

4）结果　供试品应有与熊去氧胆酸相同的斑点。

（7）万氏牛黄清心丸的鉴定

1）取万氏牛黄清心丸3g，剪碎，加硅藻土0.6g，研匀，加氯仿10mL、冰乙酸0.5mL，回流30min，放冷，滤过，滤液蒸干，残渣加乙醇2mL使溶解，滤过，滤液作为供试品溶液。另取胆酸对照品，加乙醇制成每1毫升含1mg的溶液，作为对照品溶液。吸取上述2种溶液各10μL，分别点于同一硅胶G薄层板上，以乙酸乙酯-正己烷-乙酸-甲醇（32∶6∶1∶1）为展开剂，展开，取出，晾干，喷以10%磷钼酸乙醇溶液，在110℃加热约10min。供试品色谱在与对照品色谱相应的位置上，显相同颜色的斑点。

2）取万氏牛黄清心丸3g，剪碎，加硅藻土0.5g，研匀，加甲醇20mL，回流1h，放冷，滤过，滤液作为供试品溶液。另取黄芩苷对照品，加甲醇制成每1毫升含1mg的溶液，作为对照品溶液。吸取上述两种溶液各5μL，分别点于同一硅胶G-CMC-Na薄层板上，以乙酸乙酯-丁酮-甲酸-水（5∶3∶1∶1）为展开剂，展开，取出，晾干，喷以2%三氯化铁乙醇溶液。供试品色谱在与对照品色谱相应的位置上，显相同颜色的斑点。

3）取万氏牛黄清心丸3g，加乙醚15mL，研磨，弃去乙醚。残渣挥干乙醚，加乙酸乙酯30mL，回流提取1h，放冷，滤过，滤液蒸干，残渣加甲醇3mL使溶解，滤过，滤液作为供试品溶液。另取栀子苷对照品，加甲醇制成每1毫升含1mg的溶液，作为对照品溶液。吸取上述2种溶液各5μL，分别点于同一硅胶G薄层板上，以乙酸乙酯-丙酮-甲酸-水（10∶7∶2∶0.5）为展开剂，展开，取出，晾干，喷以10%硫酸乙醇溶液，在105℃加热约10min。供试品色谱在与对照品色谱相应的位置上，显相同颜色的斑点。

4）取万氏牛黄清心丸适量，剪碎，取4g，精密称定，置索氏提取器中，加盐酸-甲醇溶液（1∶100）适量，回流提取至提取液无色，提取液移至50mL量瓶中，用盐酸-甲醇（1∶100）稀释至刻度，摇匀。取提取液4mL，置水浴上蒸干，残渣加甲醇溶解，使成1mL，作为供试品溶液。另取黄连对照药材50mg，加甲醇10mL，置水浴上回流15min，滤过，滤液蒸干，残渣加甲醇1mL使溶解，作为对照药材溶液。再取盐酸小檗碱对照品，加甲醇制成每1毫升含0.5mg的溶液，作为对照品溶液。吸取上述3种溶液各2μL，分别点于同一硅胶G薄层板上，以苯-乙酸乙酯-甲醇-异丙醇-浓氨试液（12∶6∶3∶3∶1）为展开剂，展开，取出，晾干，置紫外光灯（365nm）下观察。供试品色谱在与对照药材色谱相应的位置上，显相同的黄色荧光斑点；在与对照品色谱相应的位置上，显相同的黄色荧光斑点。

要点及难点解答

（1）中药中各类化学成分进行薄层色谱鉴定的必备条件　供试品的提取方法，吸附剂，展开剂，显色剂或显色方法，对照品或对照药材。供试品与对照品或对照药材必须在相同色谱条件下进行展开，展距在无特殊规定情况下一般为10cm。

（2）硅胶H-CMC-Na为硅胶H羧甲基纤维素钠薄层板。

（3）在有对照品的情况下，薄层色谱鉴定可用于测定中药中有效成分或有害物质的近似含量,以控制中药的质量。若对色谱斑点进行薄层扫描,即可较准确地测定其化学成分的含量。

(4) 影响薄层色谱鉴定质量的因素较多,其关键技术参见附录。

(5) 万氏牛黄清心丸的处方组成为:牛黄、朱砂、黄连、黄芩、栀子、郁金,注意分析上述色谱鉴别所用的化学对照品与药材、饮片的相关性。

习题与作业

(1) 习题

1) 按照各供试品中的化学成分,总结各类成分进行薄层色谱鉴定的提取溶剂、吸附剂、展开剂和检测方法。

2) 用薄层色谱法鉴别大黄、人参、丹参、大青叶、马钱子、熊胆、万氏牛黄清心丸。

(2) 作业　绘制大黄、人参、丹参、大青叶、马钱子、熊胆、万氏牛黄清心丸薄层色谱图,注明色谱条件和实验结果。

1.4　根及根茎类中药性状及显微鉴定

1.4.1　双子叶和蕨类植物根及根茎类中药的鉴定

实验课时:8 学时。

内容提要

本实验采用性状和显微鉴定法,对绵马贯众、大黄、附子、黄连、甘草等 34 种根及根茎类中药进行鉴定。

通过实验掌握绵马贯众、大黄、黄连、甘草的性状及显微鉴别特征,熟悉蕨类、双子叶植物根及根茎类中药的性状及显微鉴别要点,了解狗脊、骨碎补、拳参、虎杖、何首乌、细辛、商陆、银柴胡、牛膝、川牛膝、乌药、威灵仙、川乌、草乌、附子、白头翁、白芍、赤芍、升麻、防己、北豆根、广防己、延胡索、板蓝根、苦参、山豆根、葛根、黄芪、远志、天花粉药材及饮片性状鉴别要点。

原　理

(1) 性状鉴定是用感观来鉴定中药是否与规定的药用标准或标准品相符合,主要进行中药的品种、纯度鉴定或粗略地估计其质量。本实验重点观察供试品的形状、表面和断面特征,区别来源于双子叶、单子叶或蕨类植物的根及根茎类药材。通过对单味药性状的系统观察和描述,确定其性状鉴别的主要特征。

(2) 显微鉴定是利用显微镜、显微技术及显微化学方法等对中药进行分析鉴定。应用生物的解剖学和显微化学原理,通过不同的显微制片,观察中药的组织构造、细胞形状、内含物的特征,以鉴定中药的品质。通过对单味药组织或粉末显微特征的系统观察和描述,确定其显微鉴别的主要特征。

仪器、材料与试剂

(1) 仪器与材料

1) 仪器　生物显微镜,目镜测微尺,镊子,解剖针,载玻片,盖玻片,酒精灯,毫米刻度尺,放大镜等。

2) 材料　药材及饮片标本:狗脊,绵马贯众,骨碎补,大黄,拳参,虎杖,何首乌,细辛,商陆,银柴胡,牛膝,川牛膝,乌药,威灵仙,川乌,草乌,附子,白头翁,白芍,赤芍,黄连,升麻,防己,北豆根,广防己,延胡索,板蓝根,苦参,山豆根,葛根,甘草,黄芪,远志,天花粉。

横切面永久制片:绵马贯众,大黄,黄连,甘草。

粉末:大黄,黄连,甘草。

(2) 试剂　水合氯醛试液,稀甘油试液,间苯三酚试液,盐酸等。

操作步骤

(1) 性状鉴定　取药材标本,首先根据形状、表面、断面特征鉴定药用部位,然后按下列顺序依次观察和描述。

1) 根类中药观察其形状、大小、颜色、表面、质地、横切面或折断面、气味等。

2) 根茎类中药观察其根茎的种类,其他特征同根。

(2) 显微鉴定

1) 组织特征　取组织横切面的永久切片,在低倍镜下由外向内依次观察。内含物的特征可在高倍镜下观察。

绵马贯众叶柄横切片:观察和描述表皮细胞、

下皮厚壁细胞、分体中柱的数目和排列方式、薄壁细胞中的内含物、细胞间隙腺毛等特征(图 1-2)。

大黄根茎横切片:观察和描述木栓层、皮层、维管束(韧皮部有无黏液腔,形成层,木质部)、髓、薄壁细胞中的淀粉粒及草酸钙簇晶等特征。尤其注意髓部异常维管束的特征(图 1-6)。

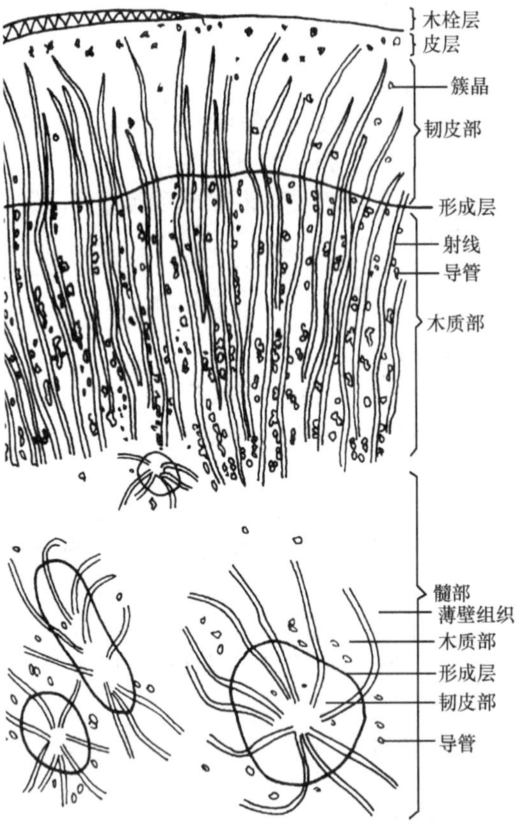

图 1-6 大黄(根茎)横切面组织特征

黄连根茎横切片:观察和描述木栓层、皮层、维管束、髓等特征。尤其注意石细胞在组织中的分布状态(图 1-7)。

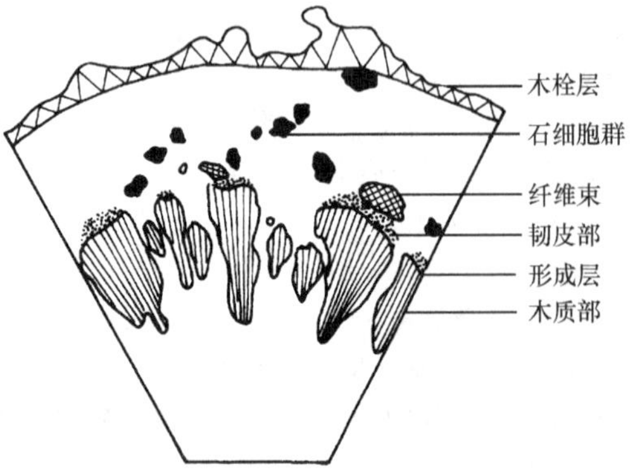

图 1-7 味连横切面组织特征

甘草(根或根茎)横切片:观察和描述木栓层、皮层、韧皮部、木质部、射线等特征,根茎有髓。尤其注意纤维束的分布、有无晶鞘纤维、薄壁组织中有无树脂状物质和淀粉粒(图 1-8)。

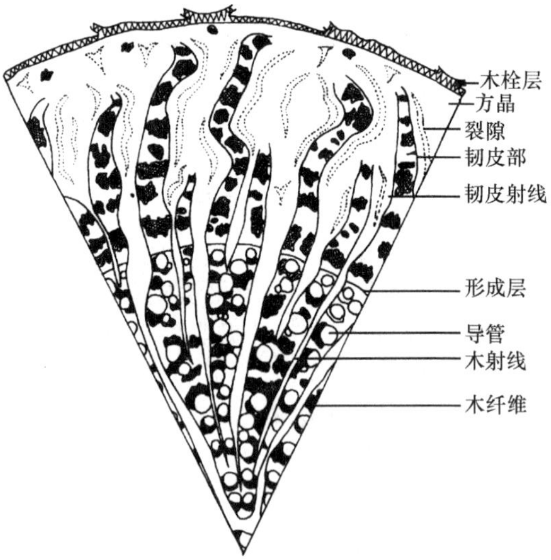

图 1-8 甘草(根)横切面组织特征

2) 粉末特征 取各中药粉末少许,分别用水装片和水合氯醛溶液制片。

大黄粉末:淡黄棕色。观察和描述草酸钙簇晶、导管、淀粉粒等特征(图 1-9,彩图 97)。

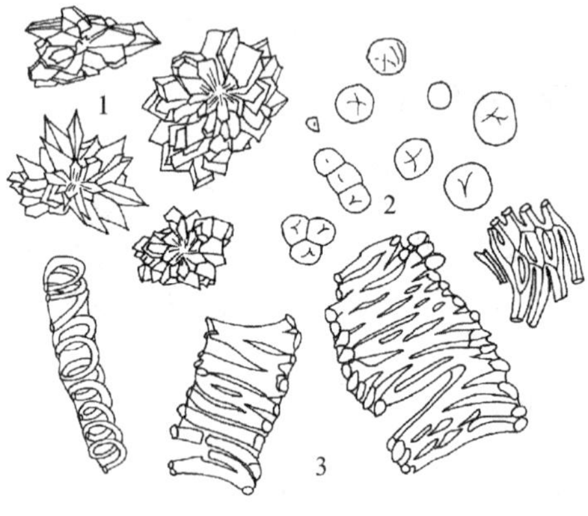

图 1-9 大黄(掌叶大黄)粉末显微特征

1. 草酸钙簇晶 2. 淀粉粒 3. 导管

黄连粉末:深棕黄色。观察和描述石细胞、韧皮纤维、木纤维、木薄壁细胞、鳞叶表皮细胞、导管、淀粉粒等特征(图 1-10)。

甘草粉末:黄棕色。观察和描述晶纤维、导管、木栓细胞、淀粉粒、棕色块状物等特征(图 1-11)。

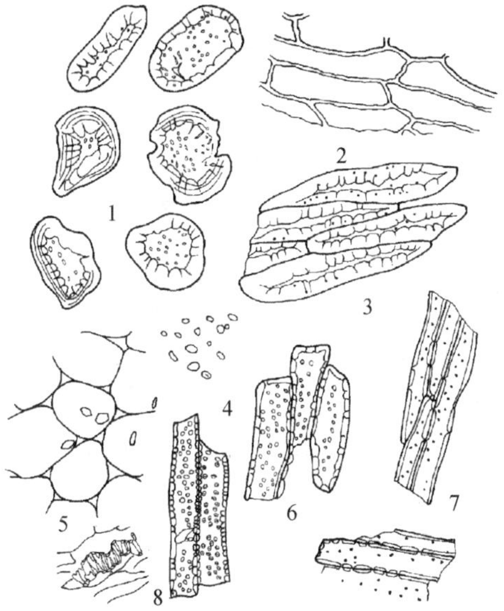

图 1-10 黄连粉末显微特征

1. 石细胞 2. 鳞叶表皮细胞 3. 韧皮纤维 4. 淀粉粒 5. 草酸钙方晶 6. 木薄壁细胞 7. 木纤维 8. 导管

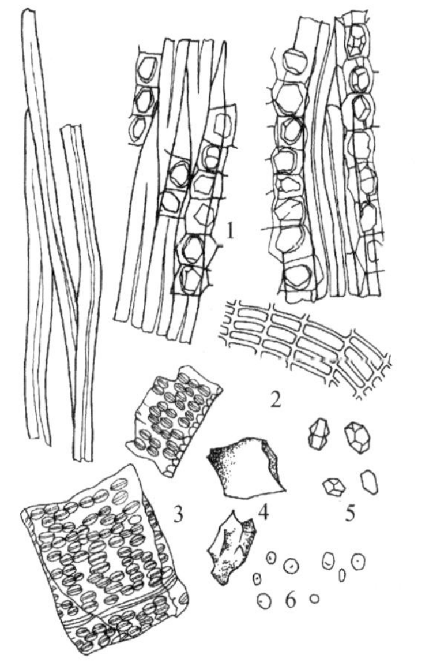

图 1-11 甘草粉末显微特征

1. 晶纤维及纤维 2. 木栓细胞 3. 导管 4. 色素块 5. 草酸钙方晶 6. 淀粉粒

要点及难点解答

(1) 双子叶植物根茎类药材性状鉴别要点为形状、表面和断面特征。

(2) 双子叶植物、蕨类植物根茎类中药组织构造的基本特征或异常构造特征。

(3) 各中药粉末显微鉴定的主要特征 大黄:草酸钙簇晶较大、导管非木化和淀粉粒脐点呈星状。

黄连:石细胞和韧皮纤维、木纤维鲜黄色,鳞叶表皮细胞绿黄色或黄棕色,壁微波状弯曲或连珠状增厚。

甘草:晶纤维,具缘纹孔导管带黄色,木栓细胞红棕色。

习题与作业

(1) 习题

1) 叙述下列药材及饮片性状鉴定的主要特征 绵马贯众,大黄,何首乌,商陆,银柴胡,牛膝与川牛膝,川乌与草乌,附子,白芍与赤芍,味连、雅连与云连,防己与广防己,北豆根与山豆根,甘草,黄芪。

2) 双子叶植物、蕨类植物根茎类中药性状鉴别的要点。

3) 双子叶植物、蕨类植物根茎类中药组织构造的基本特征或异常构造的主要类型,绘图说明。

4) 写出绵马贯众、大黄、黄连和甘草组织鉴定的主要特征。

5) 写出大黄、黄连、甘草粉末鉴定的主要特征。

(2) 作业

1) 写出绵马贯众、牛膝与川牛膝、川乌与草乌,味连、雅连与云连,防己与广防己药材性状鉴定的主要特征。

2) 写出黄连、大黄和甘草组织和粉末的主要鉴别特征,绘制其组织简图和粉末特征图。

1.4.2 双子叶植物根及根茎类中药的鉴定

实验课时:8 学时。

内 容 提 要

本实验采用性状和显微鉴定法,对人参、三七、白芷、当归、川芎、柴胡、龙胆、黄芩、党参、木香等 32 种中药进行鉴定。

通过实验掌握人参、当归、龙胆、黄芩、党参、苍术的性状及显微鉴定特征,掌握双子叶植物根及根茎类中药的性状及显微鉴别要点,了解三七、白芷、独活、羌活、前胡、川芎、藁本、防风、柴胡、北沙参、秦艽、徐长卿、巴戟天、茜草、紫草、丹参、玄参、地黄、胡黄连、续断、桔梗、南沙参、木香、白术、紫菀、漏芦药材及饮片的性状鉴别要点。

原　理

性状及显微鉴定原理同前。

仪器、材料与试剂

(1) 仪器与材料

1) 仪器　同前。

2) 材料　药材及饮片标本:人参,三七,白芷,当归,独活,羌活,前胡,川芎,藁本,防风,柴胡,北沙参,龙胆,秦艽,徐长卿,巴戟天,茜草,紫草,丹参,黄芩,玄参,地黄,胡黄连,续断,桔梗,党参,南沙参,木香,白术,苍术,紫菀,漏芦。

横切面永久制片:人参,当归,龙胆,黄芩。

粉末:人参,当归,龙胆,黄芩,党参,苍术。

(2) 试剂　同前。

操作步骤

(1) 性状鉴定　取药材及饮片标本,首先根据形状、表面、断面特征鉴定药用部位,然后按下列顺序依次观察和描述。

1) 根类中药观察其形状、大小、颜色、表面、质地、横切面或折断面,以及气、味等。

2) 根茎类中药观察其根茎的种类,其他特征同根。

(2) 显微鉴定

1) 组织特征　取组织切片,在低倍镜下由外向内依次观察;内含物的特征可在高倍镜下观察。

人参横切片:观察和描述木栓层、皮层、维管束、树脂道的分布状态、草酸钙簇晶等特征(图 1-12)。

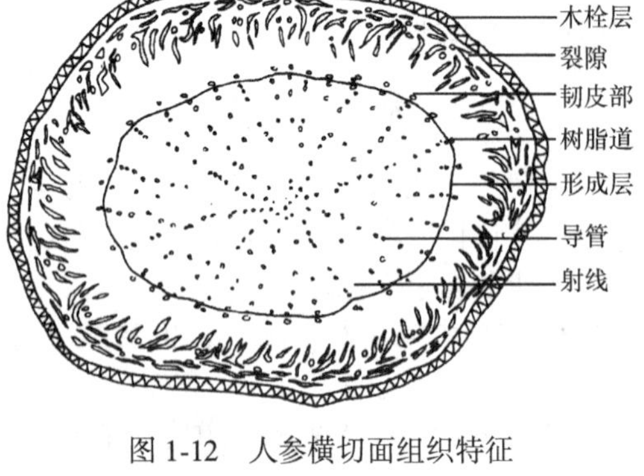

图 1-12　人参横切面组织特征

当归横切片:观察和描述木栓层细胞的列数,皮层有无分泌腔,韧皮部油室的分布、形状、大小,形成层明显与否,木质部射线及导管等特征(图 1-13)。

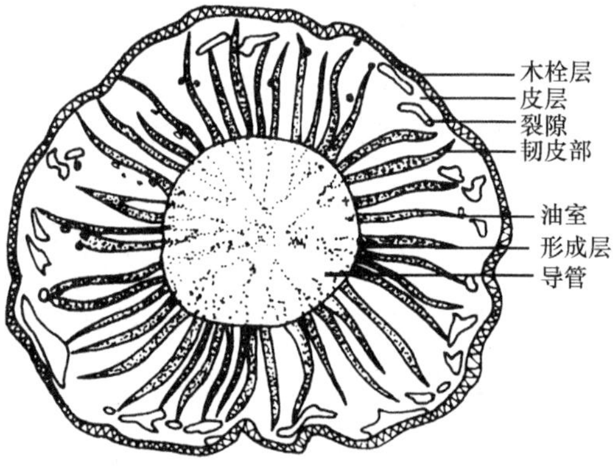

图 1-13　当归横切面组织特征

龙胆横切片:观察和描述表皮细胞、皮层及内皮层、韧皮部、木质部导管束的数目及形态、髓、草酸钙结晶等特征(图 1-14)。

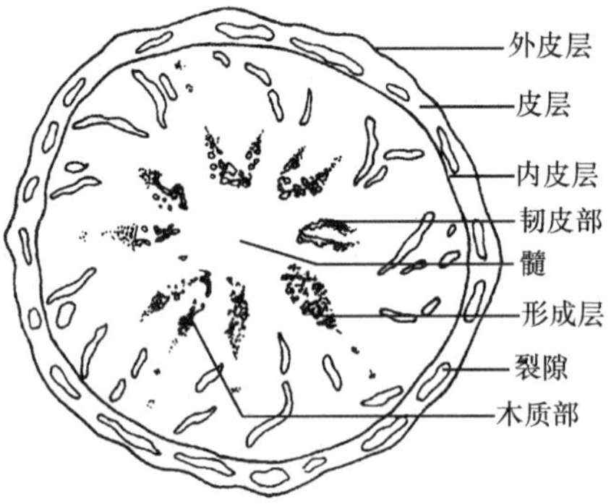

图 1-14　龙胆横切面组织特征

黄芩横切片:观察和描述木栓层石细胞的分布、皮层与韧皮部中石细胞和韧皮纤维分布状态、木质部中栓化细胞的分布等特征(图 1-15)。

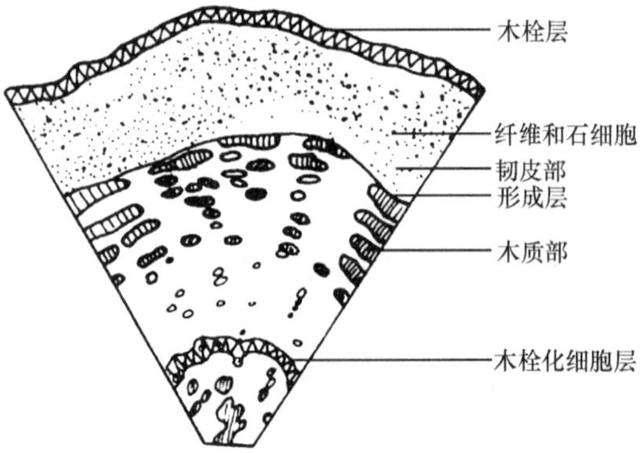

图 1-15　黄芩横切面组织特征

2）粉末特征　取各中药粉末少许，分别用水装片和水合氯醛溶液制片。

人参粉末：观察和描述树脂道碎片、草酸钙簇晶、木栓细胞、导管类型等特征（图 1-16）。

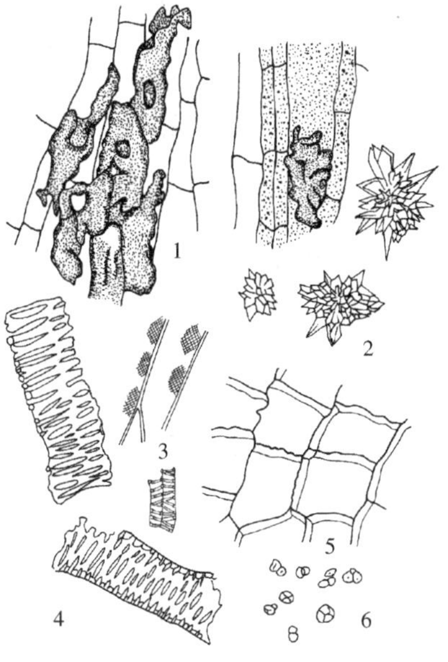

图 1-16　人参粉末显微特征

1. 树脂道碎片　2. 草酸钙簇晶　3. 木薄壁细胞　4. 导管　5. 木栓细胞　6. 淀粉粒

当归粉末：观察和描述油室或油管碎片、纺锤形韧皮薄壁细胞、导管等特征（图 1-17）。

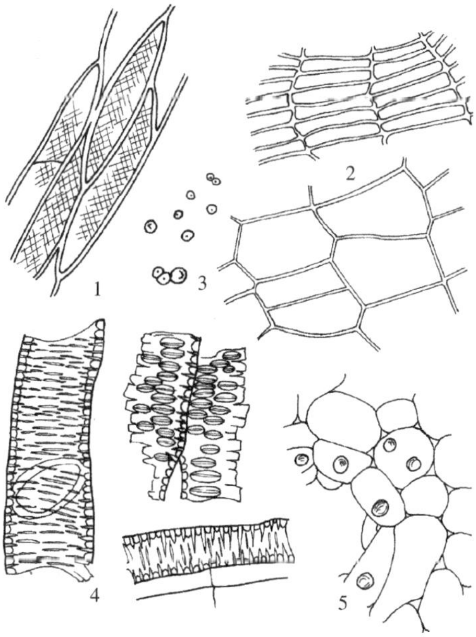

图 1-17　当归粉末显微特征

1. 纺锤形韧皮薄壁细胞　2. 木栓细胞　3. 淀粉粒　4. 导管　5. 油室碎片

龙胆粉末：观察和描述外皮层细胞和内皮层细胞的形状及组成，导管的类型，草酸钙结晶等特征（图 1-18）。

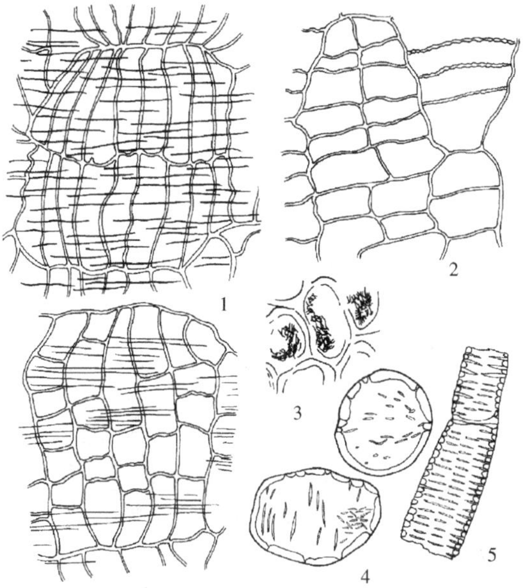

图 1-18　龙胆粉末显微特征

1. 内皮层碎片　2. 外皮层碎片　3. 草酸钙针晶　4. 石细胞　5. 导管

黄芩粉末：观察和描述韧皮纤维和木纤维的形状、细胞壁的特征，石细胞的形状和颜色，导管的类型，木栓细胞的颜色、形状等特征（图 1-19）。

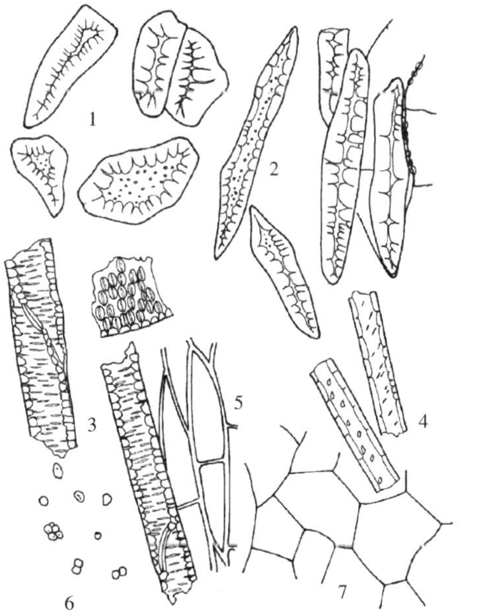

图 1-19　黄芩粉末显微特征

1. 石细胞　2. 韧皮纤维　3. 导管　4. 木纤维　5. 纺锤形木薄壁细胞　6. 淀粉粒　7. 木栓细胞

党参粉末：观察和描述淀粉粒和菊糖的有无，石细胞的形状和颜色，节状乳汁管碎片的颜色和导管类型等特征（图 1-20）。

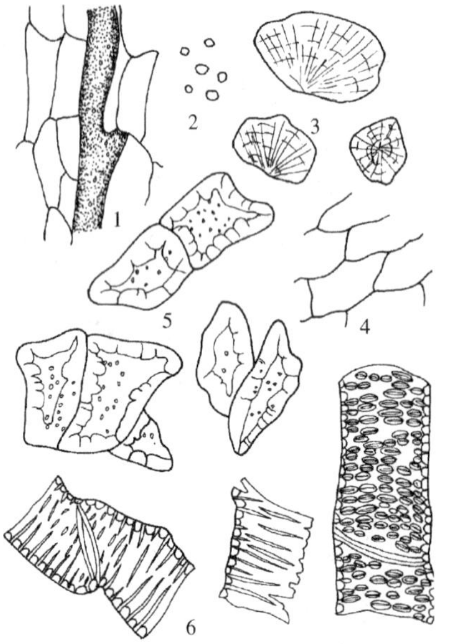

图 1-20　党参粉末显微特征

1. 乳汁管　2. 淀粉粒　3. 菊糖　4. 木栓细胞　5. 石细胞　6. 导管

苍术粉末：观察和描述石细胞的分布状态、形状、颜色，纤维的形状、颜色，导管类型，草酸钙针晶的分布和菊糖的形状等特征（图 1-21）。

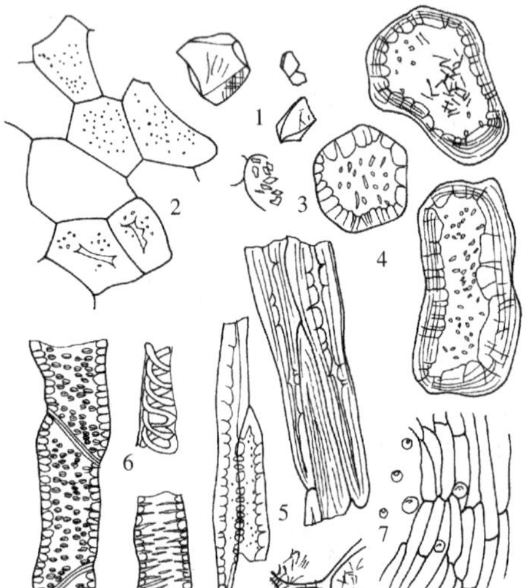

图 1-21　苍术粉末显微特征

1. 菊糖　2. 木栓石细胞及木栓细胞　3. 草酸钙方晶　4. 石细胞　5. 木纤维　6. 导管　7. 油室碎片　8. 草酸钙针晶

要点及难点解答

（1）双子叶植物根类药材性状鉴别要点为形状、表面和断面特征。

（2）山参与园参的区别主要从芦、艼、体、腿、须的形状和表面特征等五个方面鉴别。川白芷与杭白芷的区别主要从根头的形状及“疙瘩丁”的分布、断面形成层环纹的形状等方面鉴别。防风有“蚯蚓头”和“凤眼圈”。关龙胆和坚龙胆可从表面、质地等方面鉴别。巴戟天断面皮部淡紫色，木心较细。紫草、丹参、黄芩、地黄等以颜色为主要鉴别依据。党参有“狮子盘头”和眉状疤痕。漏芦（祁州漏芦）与禹州漏芦可从根头部和断面的特征进行鉴别。

（3）人参粉末的主要特征为草酸钙簇晶和树脂道碎片。当归粉末的主要特征为纺锤形韧皮薄壁细胞。黄芩粉末的主要特征为韧皮纤维呈短梭形，孔沟明显；石细胞呈类圆形、长圆形、类方形或不规则形，孔沟有时分叉；木栓细胞棕黄色。龙胆粉末的主要特征为外皮层细胞和内皮层细胞均为母细胞（由子细胞组成）。党参粉末为淀粉粒与菊糖同时存在，有石细胞和乳汁管碎片。茅苍术粉末的主要特征为石细胞壁极厚，淡黄色或黄色，常和木栓细胞连在一起；有纤维、细小的草酸钙针晶和菊糖等。

（4）柔软的根类药材一般不含有纤维。含有菊糖的药材一般不含有淀粉粒，党参属于特殊类型。

习题与作业

（1）习题

1）写出下列中药性状鉴别要点　山参与园参，川白芷与杭白芷，藁本与辽藁本，南柴胡与北柴胡，北沙参与南沙参，关龙胆与坚龙胆，软紫草与硬紫草，丹参，黄芩（子芩与枯芩），党参、南沙参，白术与苍术，漏芦与禹州漏芦。

2）写出下列中药粉末显微鉴别的主要特征　人参，当归，龙胆，黄芩，党参，苍术。

（2）作业

1）写出下列药材对比鉴别的主要特征　山参与园参，川白芷与杭白芷，南柴胡与北柴胡，关龙胆与坚龙胆。

2）写出人参、龙胆、黄芩的组织鉴别特征并绘图。

3）写出人参、当归、龙胆、黄芩、党参、苍术粉末的主要显微特征并绘图。

1.4.3 单子叶植物根及根茎类中药的鉴定

实验课时:4学时。

内容提要

本实验采用性状和显微鉴定法，对川贝母、麦冬、山药、天麻等20种中药进行鉴定。

通过实验掌握川贝母、石菖蒲、山药、天麻的性状及显微鉴定特征，掌握单子叶植物根及根茎类中药的性状及显微鉴别要点，了解泽泻、浙贝母、黄精、重楼、土茯苓、天冬、麦冬、知母、百部、天南星、半夏、白附子、香附、莪术、姜黄、郁金药材及饮片的性状鉴别要点。

原　理

性状及显微鉴定原理同前。

仪器、材料与试剂

(1) 仪器与材料

1) 仪器　同前。

2) 材料　药材及饮片标本:泽泻,川贝母,浙贝母,黄精,重楼,土茯苓,天冬,麦冬,知母,百部,山药,天南星,半夏,白附子,石菖蒲,香附,莪术,姜黄,郁金,天麻。

横切面永久制片:石菖蒲,天麻。

粉末:川贝母,山药,天麻。

(2) 试剂　同前。

操作步骤

(1) 性状鉴定　取药材标本,首先根据形状、表面、断面特征鉴定药用部位,然后按下列顺序依次观察和描述。

1) 根类中药观察其形状、大小、颜色、表面、质地、横切面或折断面，以及气、味等。

2) 根茎类中药观察其根茎的种类,其他特征同根。

(2) 显微鉴定

1) 组织特征　取组织切片,在低倍镜下由外向内依次观察;内含物的特征可在高倍镜下观察。

石菖蒲横切片:观察和描述表皮细胞的形状、颜色和内含物,皮层有无纤维束、叶迹维管束和根迹维管束,中柱维管束的类型,晶纤维及油细胞的分布等特征(图1-22)。

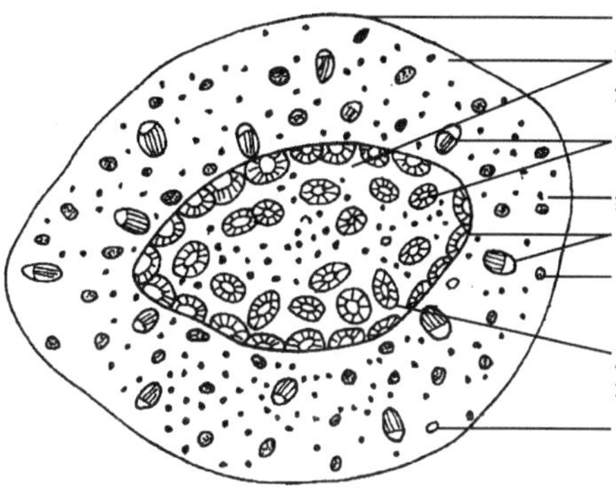

图1-22　石菖蒲横切面组织特征

天麻横切片:观察和描述表皮的颜色、皮层外侧细胞壁增厚情况、维管束的类型、薄壁细胞的内含物及草酸钙针晶束等特征(图1-23)。

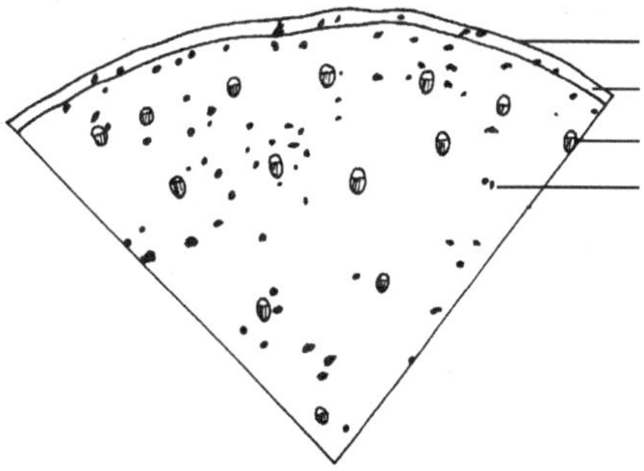

图1-23　天麻横切面组织特征

2) 粉末特征　取各中药粉末少许,分别用水装片和水合氯醛溶液制片。

川贝母粉末:观察和描述松贝和炉贝淀粉粒的类型、形状、脐点、层纹,导管和草酸钙结晶的类型(图1-24,图1-25)。

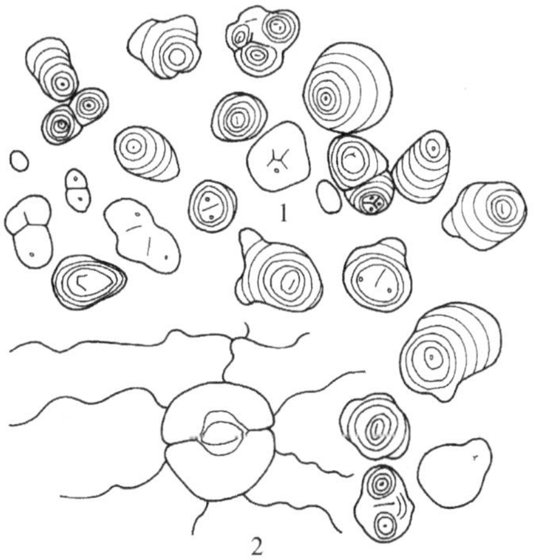

图1-24　松贝(暗紫贝母鳞茎)粉末显微特征
1. 淀粉粒　2. 气孔

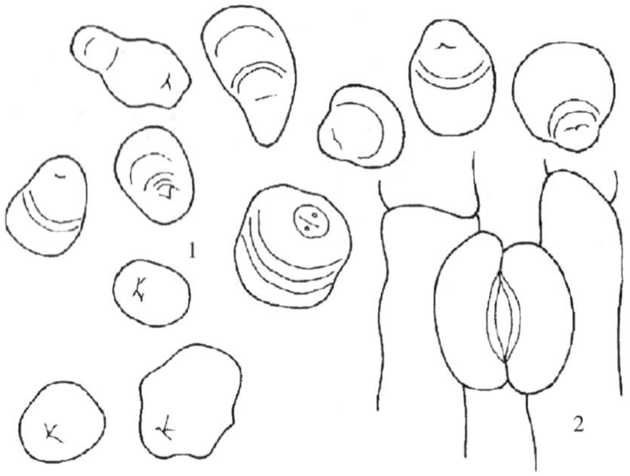

图 1-25　炉贝粉末显微特征
1. 淀粉粒　2. 气孔

山药粉末：观察和描述淀粉粒的类型、形状、脐点、层纹，导管和草酸钙结晶的类型，有无纤维等特征（图 1-26）。

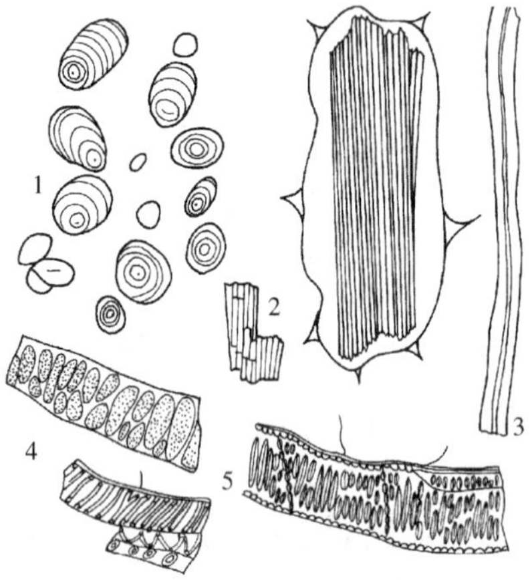

图 1-26　山药粉末显微特征
1. 淀粉粒　2. 草酸钙针晶　3. 纤维　4. 筛管　5. 导管

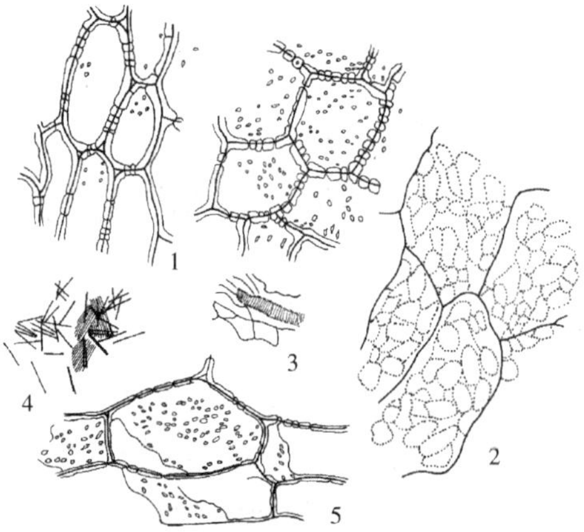

图 1-27　天麻粉末显微特征
1. 厚壁细胞　2. 含糊化多糖颗粒的薄壁细胞
3. 导管　4. 草酸钙针晶　5. 有纹孔的薄壁细胞

天麻粉末：观察和描述厚壁细胞的形状和壁孔、草酸钙针晶有无、导管的类型、薄壁细胞中无偏光现象的颗粒状物质等特征（图 1-27）。

要点及难点解答

（1）单子叶植物根及根茎类中药性状鉴别要点为形状、表面和断面特征，药用部位多数为根茎。

（2）石菖蒲组织鉴别的主要特征为表皮细胞棕色，含红棕色物；皮层可见叶迹维管束和根迹维管束；中柱维管束周木型及外韧型；有晶纤维和油细胞分布。

（3）天麻组织鉴别的主要特征为表皮组织浅棕色，皮层靠外侧的一至数列细胞壁稍增厚，有稀疏壁孔；中柱维管束外韧型，每束有导管二至数个。薄壁细胞含有多糖类块状物，遇碘液显暗棕色；有的薄壁细胞内含草酸钙针晶束。

天麻粉末的主要鉴别特征为厚壁细胞多角形，壁孔明显；薄壁细胞含卵形或长椭圆形而无偏光现象的颗粒状物质，加碘液显棕色或淡棕紫色。

（4）松贝（暗紫贝母鳞茎）粉末的主要鉴别特征为淀粉粒多为单粒，呈卵圆形、三角状卵形或贝壳形，有的中部或一端凸出而略作分枝状，少数长圆形或类圆形，脐点呈点状、短缝状、马蹄形，大多位于较小的一端，层纹细密；复粒少，由 2~4 个分粒组成。

炉贝粉末的主要鉴别特征为淀粉粒单粒，呈梨形或椭圆形，脐点呈人字状、星状或点状，层纹明显。

（5）山药粉末的主要鉴别特征为淀粉粒较大，单粒呈椭圆形、卵形或类圆形，脐点位于较小的一端，点状、飞鸟状，层纹明显。黏液细胞中含有草酸钙针晶束，针晶长 80~240μm。

习题与作业

（1）习题

1）写出下列药材及饮片性状鉴别的主要特征　松贝、青贝、炉贝和浙贝母，天南星、半夏和白附子，郁金，天麻。

2）写出单子叶植物根及根茎类中药组织的基本构造并绘制模式图。

3）写出下列中药粉末显微鉴定的主要特征　松贝和炉贝，山药，天麻。

（2）作业

1) 写出下列药材性状鉴别的主要特征　郁金,天麻,松贝、青贝和炉贝。

2) 写出石菖蒲和天麻组织鉴定的主要特征并绘简图。

3) 写出天麻、川贝母(松贝和炉贝)、山药粉末鉴定的主要特征并绘简图。

1.5 茎、木类中药的性状及显微鉴定

实验课时:4 学时。

内容提要

本实验采用性状和显微鉴定法,对大血藤、苏木、沉香、钩藤等 11 种中药进行鉴定。

通过实验掌握苏木、沉香、钩藤的性状及显微鉴别特征,掌握茎、木类中药的性状及显微鉴别要点,了解桑寄生、槲寄生、川木通、大血藤、海风藤、鸡血藤、降香、通草药材及饮片的性状鉴别要点。

原　　理

(1) 性状鉴定是用感观来鉴定中药是否与规定的药用标准或标准品相符合,主要进行中药的品种、纯度鉴定或粗略地估计其质量。本实验重点观察供试品的形状、表面纹理、颜色、气味等特征,区别来源于木本植物的茎类和木类药材及饮片。通过对单味药性状的系统观察和描述,确定其性状鉴别的主要特征。

(2) 显微鉴定原理同前。

仪器、材料与试剂

(1) 仪器与材料

1) 仪器　同前。

2) 材料　药材及饮片标本:桑寄生,槲寄生,川木通,大血藤,海风藤,苏木,鸡血藤,降香,沉香,通草,钩藤。

横切面永久制片:沉香(白木香)。

纵切面永久制片:沉香(白木香)。

粉末:苏木,沉香(白木香和进口沉香),钩藤。

(2) 试剂　同前。

操 作 步 骤

(1) 性状鉴定　取药材及饮片标本,首先根据形状、表面、断面特征鉴定药用部位,然后按下列顺序依次观察和描述。茎、木类中药观察其形状、大小、粗细、表面、颜色、质地、折断面及气味等。

(2) 显微鉴定

1) 组织特征　取组织切片,在低倍镜下由外向内依次观察;内含物的特征可在高倍镜下观察。

沉香(白木香)切片:横切面观察和描述木射线的宽度、细胞内含物,导管的形状及分布,木纤维的分布状态,内涵韧皮部等特征。切向纵切面观察和描述射线的宽度和高度,导管的类型,韧型纤维和内涵韧皮部等特征。径向纵切面观察和描述木射线的高度和细胞形状。

2) 粉末特征(图 1-19,图 1-20,图 1-21,图 1-22)　取各中药粉末少许,分别用水装片和水合氯醛溶液制片。

苏木粉末:观察和描述纤维及晶纤维的颜色和纹孔情况、射线细胞的形状及细胞壁增厚情况,射线的宽度、导管的类型、薄壁细胞及草酸钙结晶的形状等特征(图 1-28)。

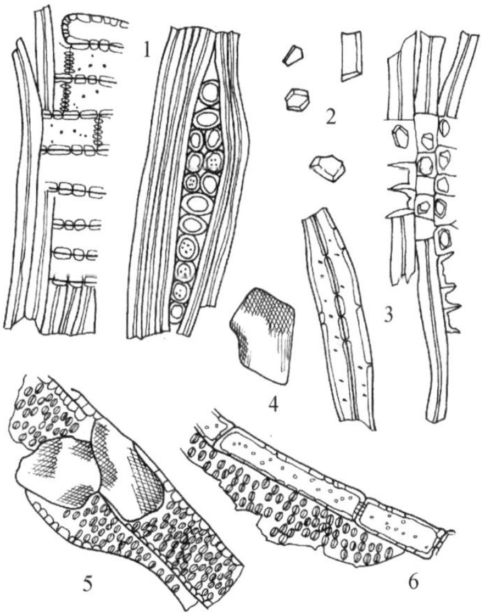

图 1-28　苏木粉末显微特征

1. 木射线细胞　2. 草酸钙方晶　3. 晶纤维及木纤维　4. 棕色块　5. 导管　6. 木薄壁细胞

沉香粉末:白木香粉末观察和描述导管的类型及内含物、纤维管胞和韧型纤维的形状、内涵韧皮部细胞的形状及内含物、草酸钙结晶的类型等特征(图 1-29)。

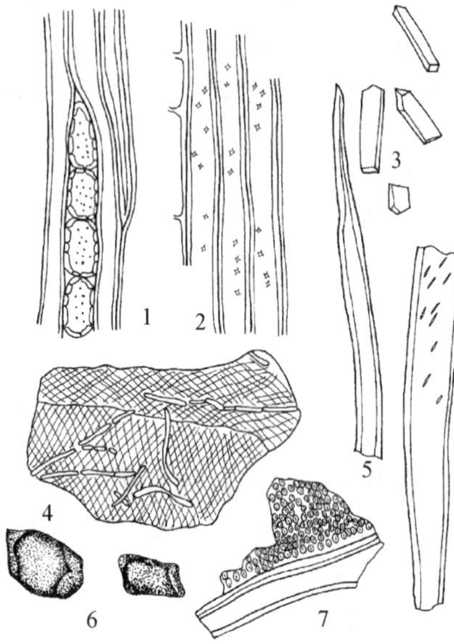

图 1-29　沉香(白木香)粉末显微特征

1. 木射线细胞　2. 纤维管胞　3. 草酸钙柱晶　4. 木间韧皮薄壁细胞(示菌丝及纹理)　5. 韧型纤维　6. 树脂团块　7. 导管

进口沉香粉末观察和描述木射线的宽度和高度等特征。

钩藤粉末:观察和描述表皮细胞的形状和颜色、表皮角质层的厚度、韧皮纤维和韧型纤维的形状和纹孔、导管和草酸钙结晶的类型等特征(图 1-30)。

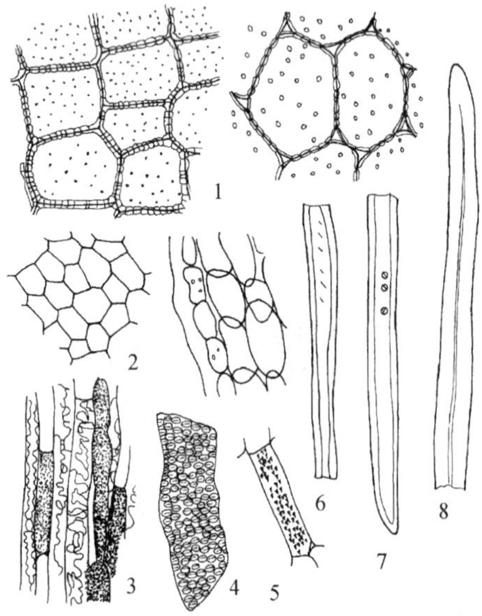

图 1-30　钩藤粉末显微特征

1. 木化薄壁细胞　2. 表皮细胞　3. 皮部薄壁细胞　4. 导管　5. 草酸钙砂晶　6. 韧型纤维　7. 纤维管胞　8. 韧皮纤维

要点及难点解答

(1) 茎、木类中药性状鉴定主要应注意其表面纹理、颜色、气味,必要的水试或火试等特征亦较为重要。

(2) 沉香(白木香)组织主要鉴别特征为木射线宽 1~2 列细胞,高 4~20 层细胞。内涵韧皮部薄壁组织常呈长椭圆状或条带状,细胞壁薄,非木化,内含树脂状物及丝状物(菌丝)。具缘纹孔导管内含黄棕色树脂块。

沉香(白木香)粉末主要鉴别特征为具缘纹孔导管,纤维管胞,韧型纤维,木射线细胞单纹孔较密。内涵韧皮部薄壁细胞含黄棕色物质,细胞壁非木化,有时可见纵斜交错纹理及菌丝。有草酸钙柱晶。

进口沉香粉末主要鉴别特征为木射线大多宽为 1 列细胞,高以 5 个细胞为多见。草酸钙柱晶极少。

(3) 苏木粉末主要鉴别特征为纤维及晶纤维橙黄色或无色,有稀疏的单斜纹孔。射线细胞长方形,细胞壁连珠状增厚,木化,单纹孔较密,切向纵断面射线宽 1~2 列细胞。具缘纹孔导管大小不一,纹孔排列紧密,导管中常含棕色块状物。薄壁细胞长方形或狭长方形,木化,纹孔明显。草酸钙结晶类方形、长方形、双锥形。

(4) 钩藤粉末主要鉴别特征为表皮细胞棕黄色,类方形。有草酸钙砂晶。有韧皮纤维和韧型纤维。

(5) 茎、木类中药的粉末,一般情况下细胞壁全部木化。

习题与作业

(1) 习题

1) 写出下列中药性状鉴别的主要特征　桑寄生与槲寄生,川木通,大血藤与鸡血藤,沉香(白木香与进口沉香)。

2) 写出苏木、沉香(白木香和进口沉香)、钩藤粉末显微鉴定的主要特征。

(2) 作业

1) 写出大血藤与鸡血藤、白木香与进口沉香性状鉴定的主要特征。

2) 写出沉香组织鉴定的主要特征。

3) 写出苏木、沉香(白木香和进口沉香)、钩藤粉末鉴定的主要特征并绘图。

1.6 皮类中药的性状及显微鉴定

实验课时:4学时。

内容提要

本实验采用性状和显微鉴定法,对杜仲、厚朴、肉桂、牡丹皮、黄柏等12种皮类中药进行鉴定。

通过实验掌握杜仲、厚朴、牡丹皮、黄柏的性状及显微鉴定特征,掌握皮类中药的性状及显微鉴别要点,了解桑白皮、肉桂、合欢皮、海桐皮、五加皮、秦皮、香加皮、地骨皮的性状鉴别要点。

原　　理

(1) 性状鉴定　是用感观来鉴定中药是否与规定的药用标准或标准品相符合,主要进行中药的品种、纯度鉴定或粗略地估计其质量。本实验重点观察供试品的形状、表面、断面和气味等特征,确定皮类中药的鉴别特征。通过对单味药性状特征的系统观察和描述,确定其性状鉴别的主要特征。

(2) 显微鉴定原理同前。

仪器、材料与试剂

(1) 仪器与材料

1) 仪器　同前。

2) 材料　药材及饮片标本:杜仲,桑白皮,厚朴,肉桂,牡丹皮,合欢皮,海桐皮,黄柏,五加皮,秦皮,香加皮,地骨皮。

横切面永久制片:厚朴,牡丹皮,黄柏。

粉末:杜仲,厚朴,牡丹皮,黄柏。

(2) 试剂　同前。

操 作 步 骤

(1) 性状鉴定　取药材及饮片标本,首先根据形状、外表面和内表面、断面特征鉴定茎皮、枝皮或根皮等,然后按照形状、内表面、外表面、质地、断面、气味等依次观察和描述。

(2) 显微鉴定

1) 组织特征　取组织切片,在低倍镜下由外向内依次观察;内含物的特征可在高倍镜下观察。

厚朴横切片:观察和描述木栓层、木栓形成层、栓内层、皮层、韧皮部的特征(图1-31)。

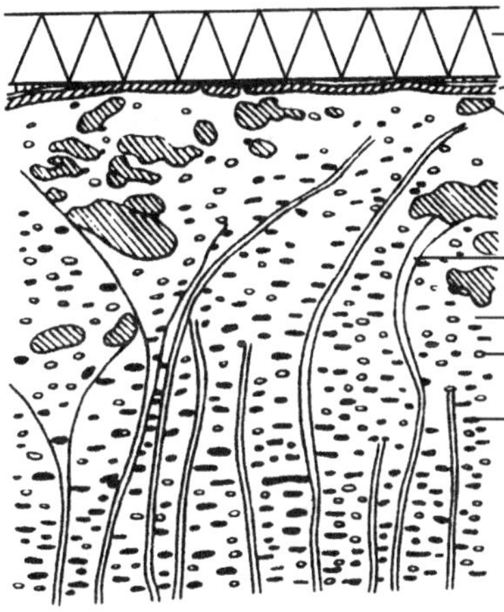

图1-31　厚朴横切面组织特征

牡丹皮横切片:观察和描述木栓层、皮层、韧皮部的特征。

黄柏横切片:川黄柏观察和描述残存的木栓层、栓内层、皮层纤维群及石细胞群的分布、韧皮部的特征。关黄柏主要观察和描述射线和硬韧部的特征(图1-32)。

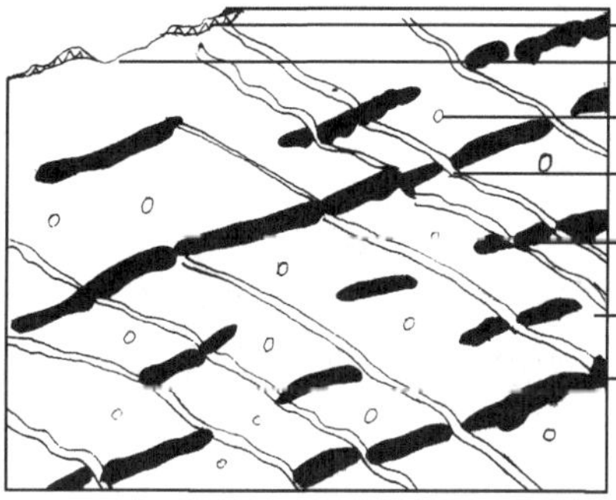

图1-32　川黄柏横切面组织特征

2) 粉末特征　取各中药粉末少许,分别用水装片和水合氯醛制片。

杜仲粉末:观察和描述石细胞的形状和内含物、木栓细胞壁的增厚情况、橡胶丝的形状及表面等特征(图1-33)。

厚朴粉末:观察和描述石细胞形状和层纹、纤维的形状、油细胞的形状和内含物、木栓细胞的形状及细胞壁等特征(图1-34)。

牡丹皮粉末:观察和描述淀粉粒的类型、形状和脐点,草酸钙结晶的类型及分布,木栓细胞的颜色等特征(图1-35)。

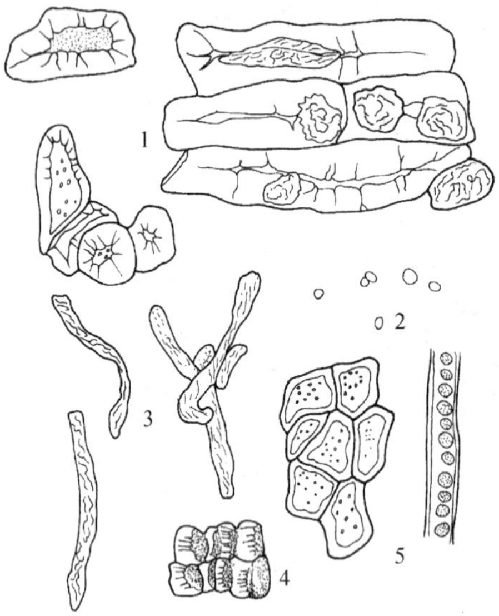

图 1-33 杜仲粉末显微特征

1. 石细胞 2. 淀粉粒 3. 橡胶丝 4. 木栓细胞 5. 筛管

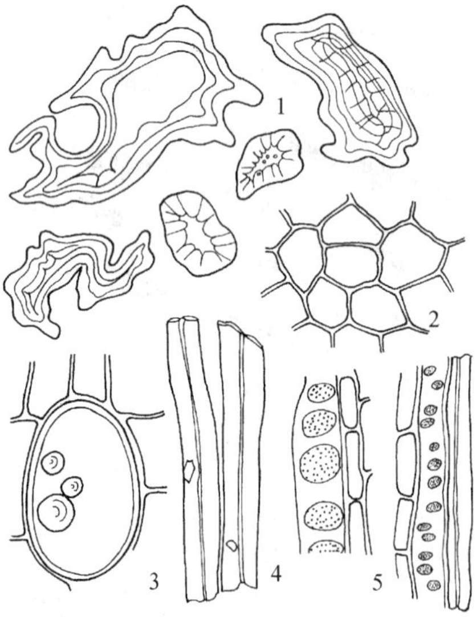

图 1-34 厚朴粉末显微特征

1. 石细胞 2. 木栓细胞 3. 油细胞 4. 纤维及草酸钙方晶 5. 筛管

黄柏粉末：关黄柏主要观察和描述其石细胞的形状、颜色和层纹，纤维的颜色及晶纤维，草酸钙结晶和黏液细胞等特征。川黄柏主要观察和描述其石细胞的形状（图 1-36）。

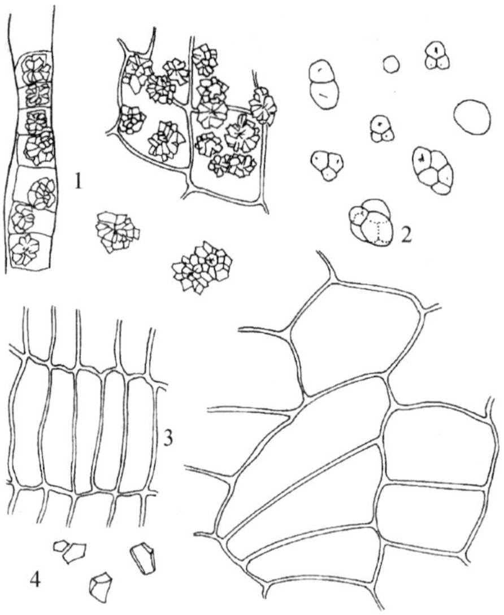

图 1-35 牡丹皮粉末显微特征

1. 草酸钙簇晶 2. 淀粉粒 3. 木栓细胞 4. 草酸钙方晶

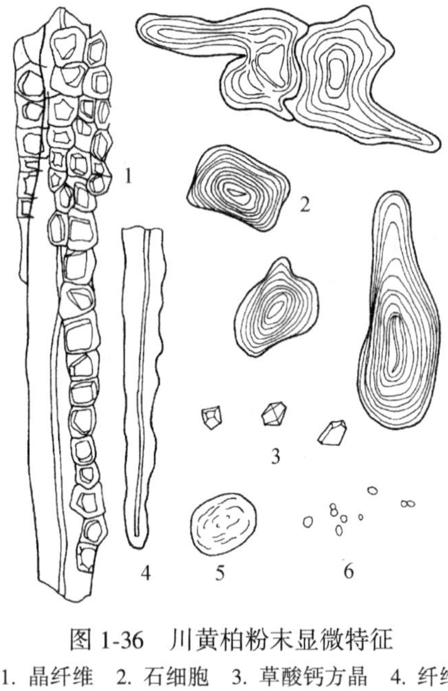

图 1-36 川黄柏粉末显微特征

1. 晶纤维 2. 石细胞 3. 草酸钙方晶 4. 纤维 5. 黏液细胞 6. 淀粉粒

要点及难点解答

（1）皮类中药性状鉴定的要点为表面和断面特征、气味等。

（2）厚朴组织鉴定的主要特征为木栓形成层细胞含黄棕色物质，栓内层为石细胞环层。皮层散有油细胞、多数石细胞群、少数纤维束。韧皮部纤维束和油细胞颇多。

厚朴粉末鉴定的主要特征为有不规则分枝状石细胞,有时可见层纹。纤维细胞壁甚厚,平直,木化。有油细胞,细胞壁木化。凹叶厚朴粉末纤维细胞壁一边呈齿状凹凸。

(3) 杜仲粉末鉴定的主要特征为石细胞类长方形、类圆形、长条形或不规则形,有的胞腔中含有胶丝团块。木栓细胞壁三面增厚,孔沟明显。胶丝成条或扭曲成团,表面颗粒状。

(4) 牡丹皮组织鉴定的主要特征为木栓层细胞壁棕色。皮层、韧皮部薄壁细胞以及细胞间隙中含草酸钙簇晶和淀粉粒。

牡丹皮粉末鉴定的主要特征为淀粉粒众多,有单粒和复粒。草酸钙簇晶在薄壁细胞中排列成行或1个薄壁细胞中含有数个簇晶。木栓细胞壁浅红色。

(5) 黄柏组织鉴定的主要特征为川黄柏木栓细胞长方形。皮层散有纤维群及石细胞群,韧皮部外侧有少数石细胞,纤维束切向排列呈断续的层带,形成硬韧部和软韧部,有晶纤维。射线常弯曲。有黏液细胞。关黄柏的木栓细胞呈方形,射线较平直,硬韧部不甚发达。

黄柏粉末鉴定的主要特征为关黄柏有不规则分枝状石细胞,鲜黄色,层纹明显。纤维鲜黄色,有晶纤维。黏液细胞多见。川黄柏的石细胞大多呈分枝状。

习题与作业

(1) 习题

1) 写出下列中药性状鉴定的主要特征　杜仲,厚朴,肉桂,牡丹皮,合欢皮,关黄柏与川黄柏、五加皮、香加皮与地骨皮。

2) 简述皮类中药横切面的组织构造特征。

3) 解释硬韧部与软韧部。

(2) 作业

1) 写出下列中药性状鉴定的主要特征　杜仲,厚朴,肉桂,关黄柏与川黄柏。

2) 写出黄柏、厚朴和牡丹皮组织鉴定的主要特征,绘黄柏组织特征简图。

3) 写出杜仲、厚朴、牡丹皮、黄柏粉末鉴定的主要特征并绘图。

1.7　叶及花类中药的性状及显微鉴定

实验课时:4学时。

内容提要

本实验采用性状和显微鉴定法,对大青叶、番泻叶、洋金花、金银花等20种叶及花类中药进行鉴定。

通过实验掌握大青叶、蓼大青叶、番泻叶、丁香、金银花的性状及显微鉴定特征,掌握叶类和花类中药的性状及显微鉴别要点,了解侧柏叶、枇杷叶、枸骨叶、罗布麻叶、艾叶、松花粉、辛夷、槐花、芫花、密蒙花、洋金花、菊花、红花、西红花、蒲黄的性状鉴别要点。

原　　理

(1) 性状鉴定是用感观来鉴定中药是否与规定的药用标准或标准品相符合,主要进行中药的品种、纯度鉴定或粗略地估计其质量。叶类中药重点观察供试品的叶片形状、大小、颜色、表面特征、质地、叶缘、叶端、叶基、叶脉等特征,确定叶类中药的鉴别特征;花类中药重点观察供试品的药用部位及其形状、大小、表面和质地等特征,确定花类中药的鉴别特征。通过对单味药性状特征的系统观察和描述,确定其性状鉴别的主要特征。

(2) 栅表细胞比的测定是计算相邻4个表皮细胞下方的栅栏细胞数,在叶片的不同部位重复测定5次,取20个表皮细胞下栅栏细胞的总数计算其平均值。栅表细胞比是一个常数,可用于破碎叶类药材的品种鉴定。

(3) 显微鉴定的其他原理同前。

仪器、材料与试剂

(1) 仪器与材料

1) 仪器　同前。

2) 材料　药材及饮片标本:侧柏叶,蓼大青叶,大青叶,枇杷叶,番泻叶,枸骨叶,罗布麻叶,艾叶,松花粉,辛夷,槐花,芫花,丁香,密蒙花,洋金花,金银花,菊花,红花,西红花,蒲黄。

横切面永久制片:番泻叶,丁香。

粉末:大青叶,蓼大青叶,番泻叶,丁香,金银花。

(2) 试剂　同前。

操作步骤

(1) 性状鉴定　取药材及饮片标本,首先根据形状、表面特征鉴定药用部位,然后按下列顺序依次观察和描述;破碎的药材用水浸泡后观察。

1) 叶类药材　观察其状态、类型、叶片和叶柄等特征,观察和描述时尤其要注意叶片的形状、大小、颜色、表面特征、质地、叶缘、叶端、叶基、叶脉,叶片分裂情况,以及叶柄有无、形状、长短,平直、扭曲、槽状、鞘状或叶片状、有无托叶等特征。

2) 花类药材　首先要确定药用部位。单花要注意观察花萼、花冠、雄蕊群、雌蕊群等特征。花序观察其类别、形状、中轴、苞片、小花的数目等。此外,应观察其形状、大小、颜色、表面特征、质地和气味等。

(2) 显微鉴定

1) 组织特征　取组织切片,在低倍镜下由外向内依次观察;内含物的特征可在高倍镜下观察。

番泻叶叶片横切片:观察和描述表皮细胞内含物,气孔和非腺毛的分布情况,叶肉组织的类型,草酸钙簇晶的分布,主脉维管束的类型及晶纤维的特征(图 1-37)。

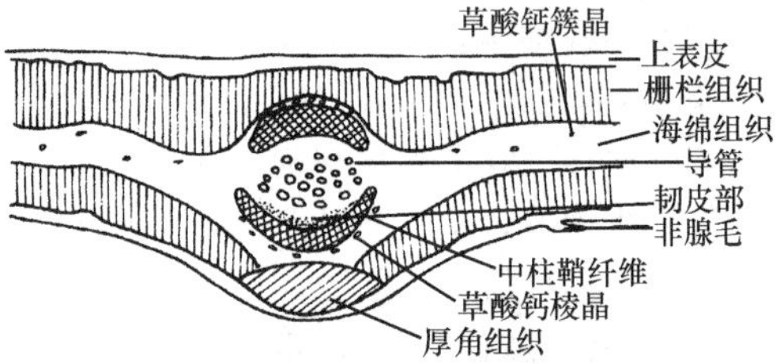

图 1-37　番泻叶横切面组织特征

丁香花萼筒横切片:观察和描述萼筒中部的表皮细胞,皮层油室的分布,维管束的数目、类型、排列方式,中柱鞘纤维,通气组织,中心轴柱的特征(图 1-38)。

2) 粉末特征　取各中药粉末少许,分别用水装片和水合氯醛溶液制片。

大青叶粉末:观察和描述下表皮细胞、气孔轴式、叶肉组织等特征(图 1-39)。

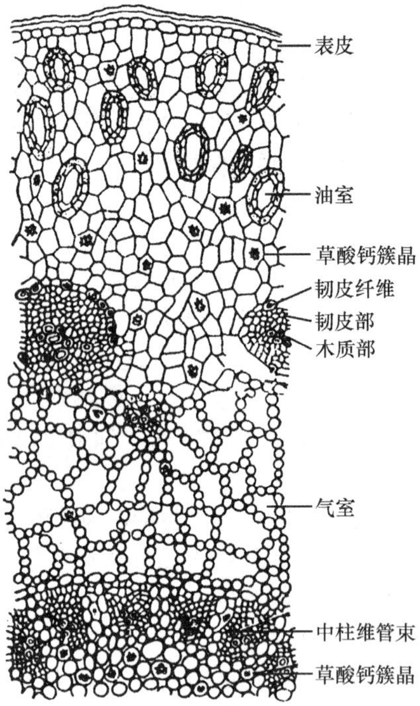

图 1-38　丁香萼筒横切面组织特征

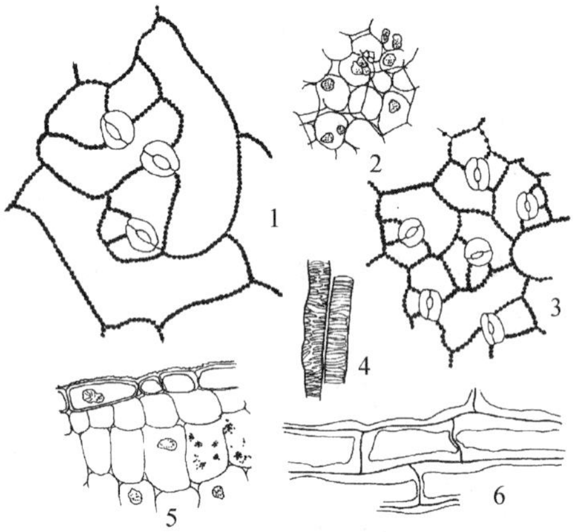

图 1-39　大青叶粉末显微特征

1. 上表皮细胞及气孔　2. 橙皮苷样结晶
3. 下表皮细胞及气孔　4. 导管　5. 靛蓝结晶
6. 厚角细胞

蓼大青叶粉末:观察和描述表皮细胞的形状和垂周壁的情况,气孔轴式,腺毛和非腺毛,叶肉组织的色素颗粒,草酸钙结晶等特征(图 1-40)。

番泻叶粉末:观察和描述表皮细胞的形状、垂周壁的情况,气孔的轴式,非腺毛的细胞数、体部和基部的形状、表面,晶纤维和草酸钙簇晶等特征(图 1-41)。

丁香粉末:观察和描述纤维形状、花粉粒的形状及萌发孔、草酸钙簇晶和油室碎片等特征

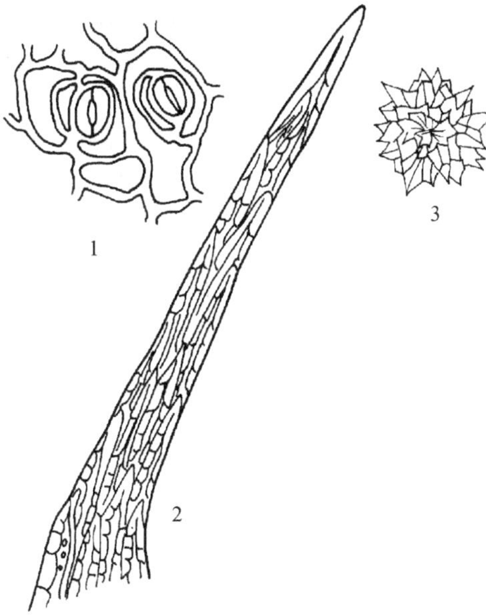

图 1-40 蓼大青叶粉末显微特征

1. 气孔 2. 非腺毛 3. 草酸钙簇晶

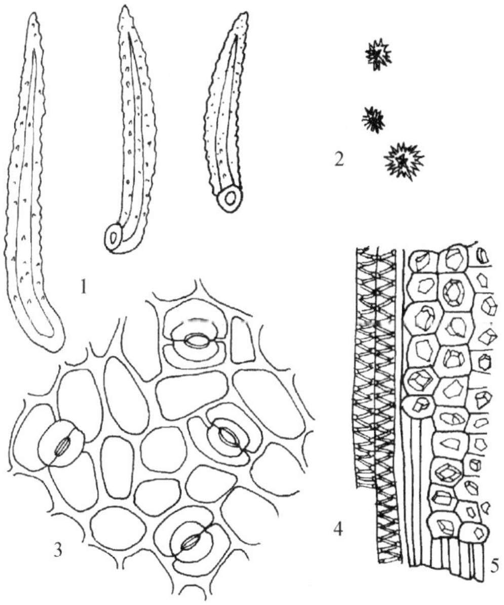

图 1-41 番泻叶粉末显微特征

1. 非腺毛 2. 草酸钙簇晶 3. 表皮细胞 4. 导管 5. 晶纤维

(图 1-42)。

金银花粉末:观察和描述腺毛的类型、形状、头部和柄部的细胞数,非腺毛的形状、细胞数,草酸钙结晶,花粉粒的形状、外壁表面雕纹、孔沟等特征(图 1-43,彩图 98)。

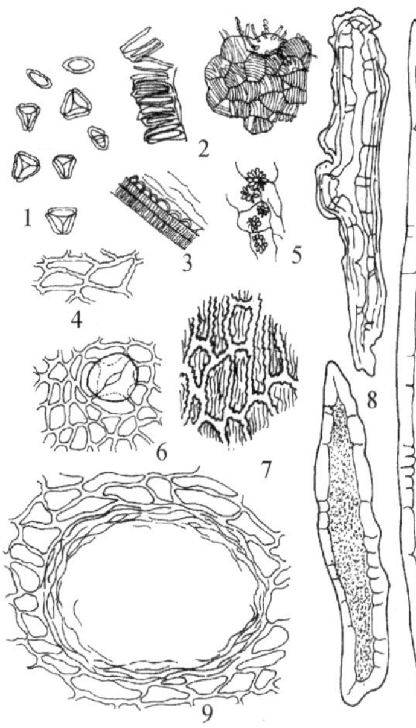

图 1-42 丁香粉末显微特征

1. 花粉粒 2. 花粉囊内壁细胞 3. 导管 4. 花瓣表皮细胞 5. 草酸钙簇晶 6. 花托表皮细胞 7. 花丝表皮细胞 8. 纤维 9. 油室

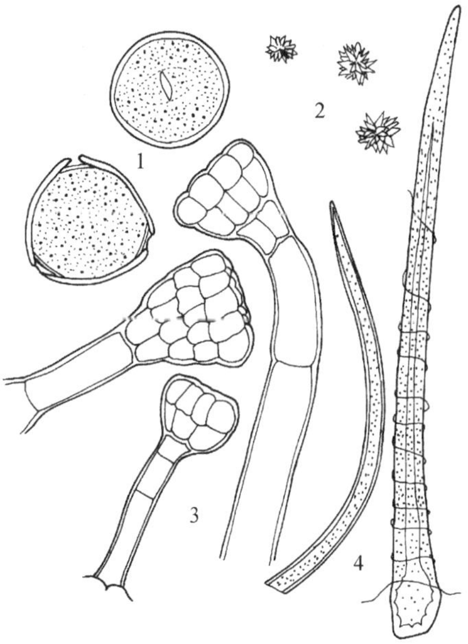

图 1-43 金银花粉末显微特征

1. 花粉粒 2. 草酸钙簇晶 3. 腺毛 4. 非腺毛

3)显微常数的测定

番泻叶栅表细胞比的测定:①剪取番泻叶叶片一小片,边长不得小于 5mm,放入试管中,加水合氯醛溶液约 2mL,放入沸腾水浴中加热至透明,一般需 10~15min。②将叶片自试管中取出,放在载玻片上(上表面朝上),封藏在水合氯醛溶液中(为防止干燥并析出水合氯醛结晶,可在盖玻片旁加1滴稀甘油),用高倍镜观察表皮细胞下的栅栏细胞轮廓是否清晰。③安装好显微描绘器,先用铅笔描出4个相邻细胞的轮廓,再在原处(不可移动纸的位置)用墨水笔依铅笔线重描一遍。然后转动细调焦螺旋,使焦点不移,以便看清表皮细胞下面的栅栏细胞,将上述4个表皮细胞下面的所有栅栏细胞轮廓都用铅笔画出。④计算4个表皮细胞下面的栅栏细胞数,如栅栏细胞的大部分在表皮细胞轮廓线之外,则此栅栏细胞不计算在内。⑤计算1个表皮细胞下面栅栏细胞的平均数。⑥移动载玻片,如上法测定4次。计算出5次测定结果的平均值,即为番泻叶的栅表细胞比。

要点及难点解答

(1) 叶及花类中药性状鉴定的要点为药用部位及其形状、大小、表面和质地等特征。

(2) 番泻叶组织鉴定主要特征为上、下表面均有气孔,下表面非腺毛较多。叶肉组织等面型。海绵细胞常含草酸钙簇晶。主脉维管束外韧型,上、下两侧均有纤维束,有晶纤维。

番泻叶粉末鉴定主要特征为气孔主为平轴式。非腺毛单细胞,壁有疣状突起,基部稍弯曲。有晶纤维、草酸钙方晶和簇晶。

(3) 丁香组织(萼筒中部)鉴定主要特征为表皮细胞外有较厚的角质层。皮层外侧散有2~3列径向延长的椭圆形油室,其下有20~50个小型双韧维管束,断续排列成环。有通气组织。中心轴柱薄壁组织间散有多数细小维管束,薄壁细胞含众多细小草酸钙簇晶。

丁香粉末鉴定主要特征为纤维梭形,顶端钝圆,壁较厚。花粉粒众多,极面观三角形,赤道表面观双凸镜形,具三孔。草酸钙簇晶众多,直径4~26μm,存在于较小的薄壁细胞中。油室多破碎,分泌细胞界限不清,含黄色油状物。

(4) 大青叶粉末鉴定的主要特征为下表皮细胞垂周壁略呈连珠状增厚。气孔不等式,副卫细胞3~4个。栅栏细胞与海绵细胞无明显区别。无毛茸。

(5) 蓼大青叶粉末鉴定的主要特征为气孔平轴式,少数不等式。非腺毛多列式,壁木化增厚。叶肉组织含大量蓝色至蓝黑色色素颗粒。草酸钙簇晶多见。

(6) 金银花(忍冬花) 粉末鉴定的主要特征为腺毛有头部倒圆锥形和类圆形、略扁圆形两种类型。非腺毛单细胞或两个细胞,表面有微细疣状突起,有的具单或双螺旋纹。花粉粒类圆形或三角形,外壁表面有细密短刺及圆形细颗粒状雕纹,具三孔沟。

(7) 花粉粒是花类中药显微鉴定的主要特征。来源不同,其花粉粒的形态差异较大。

(8) 叶类中药的显微常数有栅表细胞比、气孔数、气孔指数、脉岛数和脉端数等,主要适用于完整的、破碎的叶类药材及其粗粉的显微鉴定,因为较细的叶类药材的粉末中很难找到可用于测定的组织碎片。

(9) 番泻叶栅表细胞比的参考数值为:尖叶番泻叶上表面为4.5~9.5~18.0,叶下表面为3.5~7.0~14.5;狭叶番泻叶上表面为4.0~7.5~12.1,下表面为2.5~5.1~10.5。

习题与作业

(1) 习题

1) 写出下列药材性状鉴别的主要特征　蓼大青叶与大青叶,艾叶,辛夷,洋金花,金银花,红花与西红花。

2) 简述叶片横切面的组织构造特征。

(2) 作业

1) 写出蓼大青叶、洋金花、金银花、红花与西红花性状鉴定的主要特征。

2) 写出大青叶、蓼大青叶、番泻叶、丁香和金银花粉末显微鉴定的主要特征并绘图。

1.8　果实类中药的性状及显微鉴定

实验课时:4学时。

内 容 提 要

本实验采用性状和显微鉴定法,对五味子、补骨脂、巴豆、小茴香、豆蔻等32种果实类中药进行鉴定。

通过实验掌握五味子、补骨脂、小茴香、栀子的性状及显微鉴定特征,掌握果实类中药的性状及显微鉴别要点,了解荜澄茄、荜茇、马兜铃、木瓜、山楂、乌梅、金樱子、猪牙皂、巴豆、枳壳、陈皮、化橘红、吴茱萸、鸦胆子、瓜蒌、使君子、诃子、山茱萸、蛇床子、连翘、女贞子、枸杞子、牛蒡子、砂仁、草果、豆蔻、益智的性状鉴别要点。

原　　理

（1）性状鉴定是用感观来鉴定中药是否与规定的药用标准或标准品相符合，主要进行中药的品种、纯度鉴定或粗略地估计其质量。本实验重点观察供试品的类型、形状、大小、颜色、表面特征、气味等特征，确定果实类中药的鉴别特征。通过对单味药性状特征的系统观察和描述，确定其性状鉴别的主要特征。

（2）显微鉴定原理同前。

仪器、材料与试剂

（1）仪器与材料

1）仪器　同前。

2）材料　药材及饮片标本：五味子，荜澄茄，荜茇，马兜铃，木瓜，山楂，乌梅，金樱子，补骨脂，猪牙皂，巴豆，枳壳，枳实，陈皮，化橘红，吴茱萸，鸦胆子，瓜蒌，使君子，诃子，山茱萸，小茴香，蛇床子，连翘，女贞子，栀子，枸杞子，牛蒡子，砂仁，草果，豆蔻，益智。

横切面永久制片：五味子，小茴香。

粉末：五味子，补骨脂，小茴香，栀子。

（2）试剂　同前。

操 作 步 骤

（1）性状鉴定　取药材及饮片标本，首先根据形状、表面或断面特征鉴定药用部位和成熟程度，然后按形状、大小、颜色、表面特征、气味等顺序依次观察和描述。若含有种子要特别注意种皮的特征。

（2）显微鉴定

1）组织特征　取组织切片，在低倍镜下由外向内依次观察；内含物的特征可在高倍镜下观察。

五味子横切片：观察和描述外果皮、中果皮、内果皮、种皮石细胞层、种脊部位、油细胞层、种皮内表皮层、胚乳细胞的特征（图 1-44）。

小茴香横切片：观察和描述分果外果皮、中果皮、内果皮、种皮、内胚乳细胞、种脊维管束等特征（图 1-45）。

2）粉末特征　取各中药粉末少许，分别用

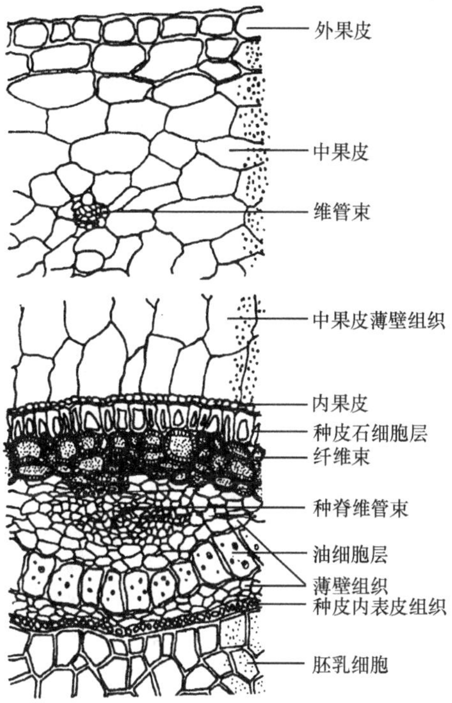

图 1-44　五味子（通过种脊部分）横切面组织特征

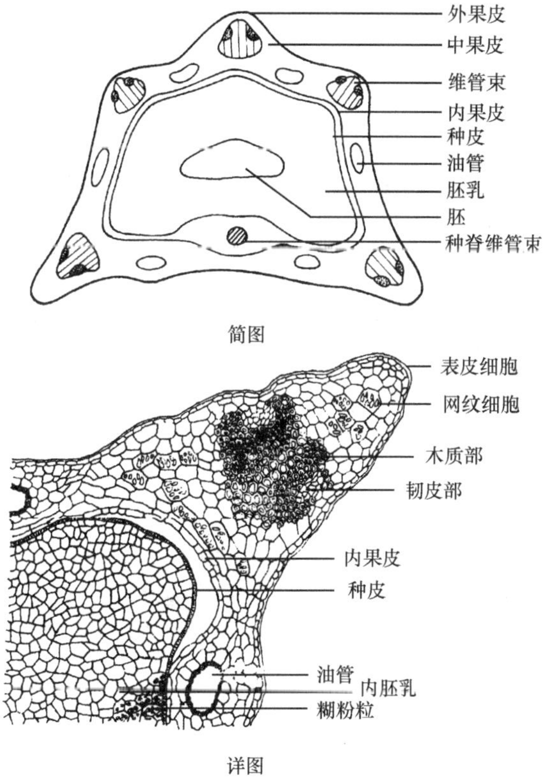

图 1-45　小茴香（分果）横切面组织特征

水装片和水合氯醛溶液制片。

五味子粉末：观察和描述种皮表皮石细胞和种皮内层石细胞的形状、壁的增厚情况、内含物，果皮表皮细胞的形状、细胞壁增厚和角质线纹、油细胞，中果皮细胞和淀粉粒等特征（图 1-46，彩图 99）。

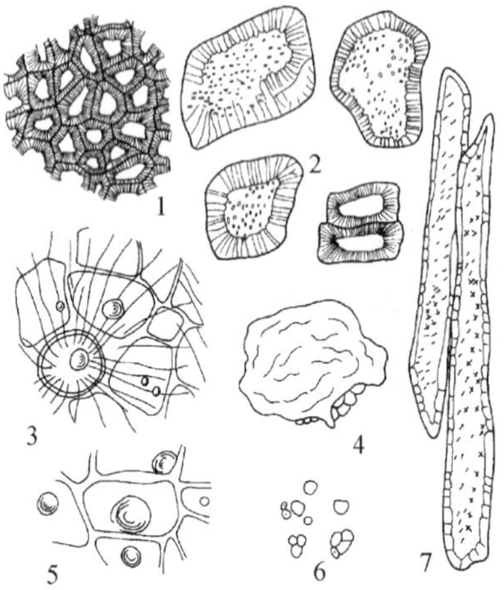

图 1-46 五味子粉末显微特征

1. 种皮表皮石细胞 2. 种皮内层石细胞 3. 果皮表皮细胞 4. 中果皮细胞 5. 内胚乳细胞 6. 淀粉粒 7. 纤维

补骨脂粉末：观察和描述壁内腺的形状、细胞数及其形状和排列方式、腺体腔内含物，非腺毛的形状及表面，腺毛的形状、腺柄和腺头的细胞数，气孔轴式，表皮和果皮细胞，种皮栅状细胞壁增厚情况，支持细胞的形状等特征（图 1-47）。

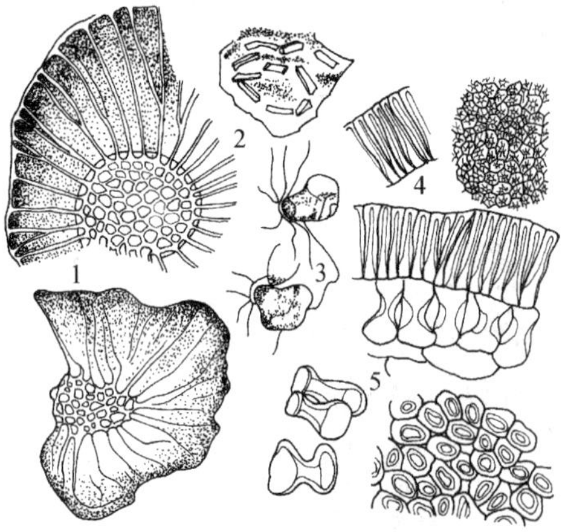

图 1-47 补骨脂粉末显微特征

1. 壁内腺 2. 草酸钙结晶 3. 小腺毛 4. 种皮栅状细胞表面观和侧面观 5. 种皮支持细胞表面观和侧面观

小茴香粉末：观察和描述网纹细胞形状和颜色，油管碎片，镶嵌状细胞，内胚乳细胞和糊粉粒等特征（图 1-48）。

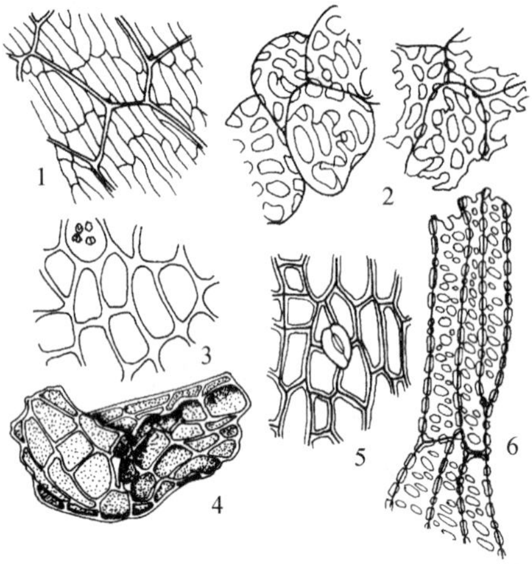

图 1-48 小茴香粉末显微特征

1. 镶嵌细胞（内果皮细胞） 2. 网纹细胞 3. 内胚乳细胞及糊粉粒 4. 油管碎片 5. 果皮表皮细胞及气孔 6. 木薄壁细胞

栀子粉末：观察和描述果皮纤维排列方式，果皮石细胞及含晶石细胞的形状，种皮石细胞的颜色、形状和细胞壁情况等特征（图 1-49）。

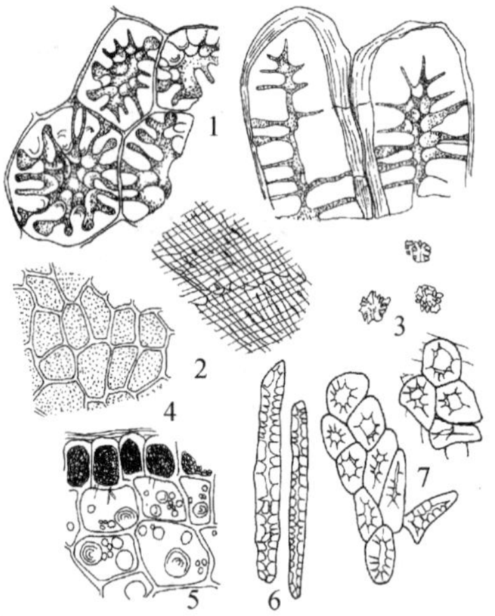

图 1-49 栀子粉末显微特征

1. 种皮石细胞表面观及断面观 2. 内果皮纤维 3. 草酸钙簇晶 4. 果皮表皮细胞 5. 内胚乳细胞 6. 束鞘纤维 7. 果皮石细胞及草酸钙方晶

要点及难点解答

（1）五味子组织鉴定的主要特征为外果皮为 1 列方形或长方形细胞，外被角质层，散有油细胞。中果皮散有外韧型维管束。内果皮为 1

列小方形薄壁细胞。种皮石细胞层下为数列薄壁细胞,种脊部位有维管束。油细胞层为1列长方形细胞。种皮内表皮层为1列小细胞。胚乳细胞含脂肪油滴及糊粉粒。

五味子粉末显微鉴定的主要特征为种皮表皮石细胞表面观呈多角形或长多角形,壁厚,孔沟极细密。种皮内层石细胞呈多角形、类圆形或不规则形,壁稍厚,纹孔较大。果皮表皮细胞表面观类多角形,垂周壁略呈连珠状增厚,有角质线纹;表皮中散有油细胞。

(2) 小茴香组织鉴定的主要特征为分果横切面略呈五边形。外果皮为1列呈切向延长的扁平细胞。中果皮有6个油管;纵棱处有维管束柱,由2个外韧型维管束及纤维束连接而成;维管束柱的内外两侧有多数大型而特异的木化网纹细胞。内果皮细胞群呈镶嵌状排列。种皮细胞扁长,含棕色物质。内胚乳细胞多角形,含众多细小糊粉粒。种脊维管束位于接合面的内果皮和种皮之间。

小茴香粉末鉴定的主要特征为网纹细胞棕色,类长方形或类圆形,有卵圆形网状壁孔。油管碎片呈黄棕色至深红棕色,分泌细胞呈扁平多角形。镶嵌状细胞狭长形,由5~8个细胞为1组,以其长轴相互做不规则方向嵌列。内胚乳细胞呈类多角形,含糊粉粒。

(3) 补骨脂粉末显微鉴定的主要特征为壁内腺类圆形,表皮细胞多达数十个至百个;中心细胞较小,多角形,周围细胞径向延长,辐射状排列,腺体腔内有众多油滴。非腺毛顶端细胞特长,胞壁密布疣点。腺毛多呈梨形,腺柄单细胞,腺头多细胞或单细胞。气孔平轴式,表皮细胞具条状角质纹。果皮细胞含草酸钙小柱晶。种皮栅状细胞壁成"V"字形增厚。支持细胞哑铃状。

习题与作业

(1) 习题

1) 将上述果实类中药按照果实的类型进行分类,并写出各类果实的主要特征。

2) 写出小茴香组织显微鉴定的主要特征。

3) 写出五味子、补骨脂、小茴香、栀子粉末显微鉴定的主要特征。

(2) 作业

1) 写出下列中药性状鉴定的主要特征　南五味子与北五味子,木瓜,枳壳与枳实,砂仁与益智。

2) 写出五味子、补骨脂、小茴香、栀子粉末显微鉴定的主要特征并绘图。

3) 绘制小茴香组织特征简图。

1.9 种子类中药的性状及显微鉴定

实验课时:4学时。

内容提要

本实验采用性状和显微鉴定法,对芥子、苦杏仁、马钱子、槟榔13种种子类中药进行鉴定。

通过实验掌握苦杏仁、马钱子、槟榔、砂仁(种子)的性状及显微鉴定特征,掌握种子类中药的性状及显微鉴别要点,了解王不留行、肉豆蔻、葶苈子、芥子、桃仁、沙苑子、决明子、酸枣仁、菟丝子、牵牛子的性状鉴别要点。

原　理

(1) 性状鉴定是用感观来鉴定中药是否与规定的药用标准或标准品相符合,主要进行中药的品种、纯度鉴定或粗略地估计其质量。本实验重点观察供试品的形状、大小、颜色、种皮表面特征(种脐、种脊、合点、种阜、假种皮)、气味等特征,确定种子类中药的鉴别特征。通过对单味药性状特征的系统观察和描述,确定其性状鉴别的主要特征。

(2) 显微鉴定原理同前。

仪器、材料与试剂

(1) 仪器与材料

1) 仪器　同前。

2) 材料　药材及饮片标本:王不留行,肉豆蔻,葶苈子,芥子,苦杏仁,桃仁,沙苑子,决明子,酸枣仁,马钱子,菟丝子,牵牛子,槟榔。

横切面永久制片:槟榔,砂仁(种子)。

粉末:苦杏仁,马钱子,槟榔,砂仁(种子)。

(2) 试剂　同前。

操作步骤

(1) 性状鉴定　取药材标本,按形状、大小、颜色、表面特征、气味等顺序依次观察和描述,尤其要注意观察种脐、种脊、合点、种阜、假种皮等特征。

(2) 显微鉴定

1) 组织特征　取组织切片，在低倍镜下由外向内依次观察；内含物的特征可在高倍镜下观察。

槟榔横切片：观察和描述种皮、错入组织、胚乳的特征（图1-50）。

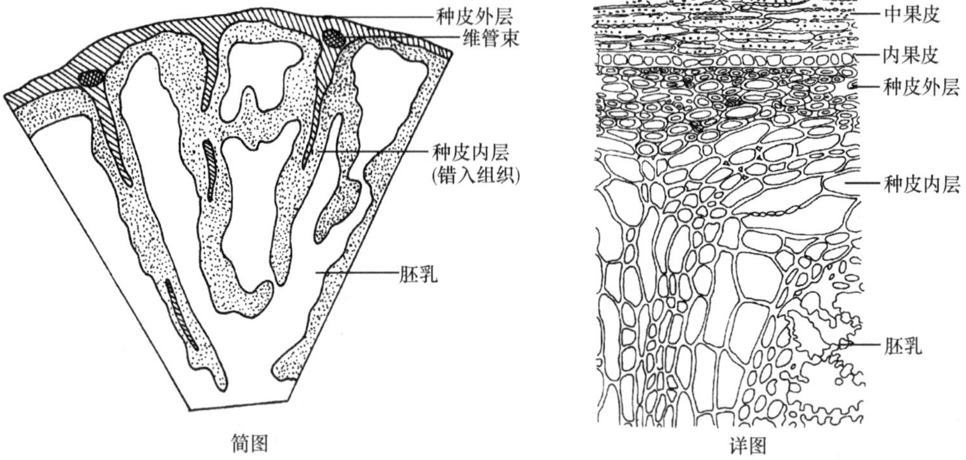

图1-50　槟榔横切面组织特征

砂仁（种子）横切片：观察和描述假种皮、表皮、色素细胞层、油细胞层、薄壁组织、内种皮、外胚乳、内胚乳、胚的特征（图1-51）。

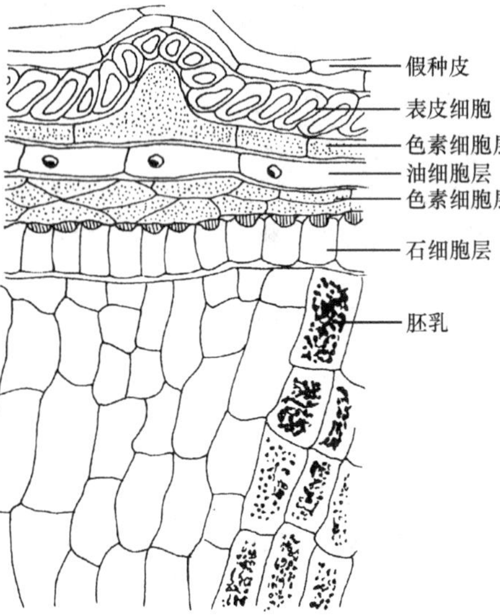

图1-51　阳春砂种子横切面组织特征

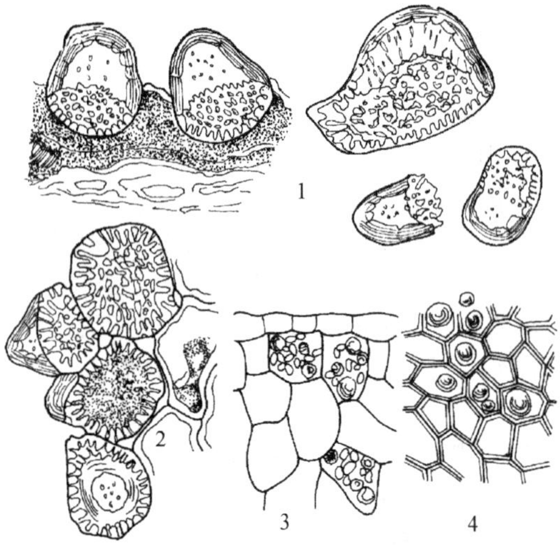

图1-52　苦杏仁（山杏）粉末显微特征

1. 石细胞　2. 种皮外表皮细胞及石细胞表面观　3. 子叶细胞　4. 内胚乳细胞

2) 粉末特征　取各中药粉末少许，分别用水装片和水合氯醛溶液制片。

苦杏仁粉末：观察和描述种皮石细胞的形状、颜色和纹孔的情况，种皮外表皮薄壁细胞的颜色，子叶细胞和内胚乳细胞内含物等特征（图1-52）。

马钱子粉末：观察和描述非腺毛的形状、木化程度、表面毛肋的情况，内胚乳细胞及其内含物等特征（图1-53）。

槟榔粉末：观察和描述种皮石细胞的形状、细胞壁的厚度，内胚乳碎片和糊粉粒等特征（图1-54）。

砂仁（种子）粉末：观察和描述内种皮厚壁细胞的形状、颜色、内含物，种皮表皮细胞的形状

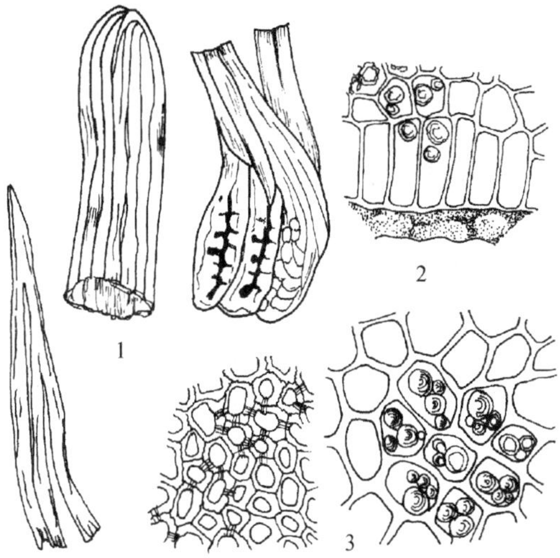

图 1-53 马钱子粉末显微特征
1. 非腺毛 2. 色素层 3. 内胚乳细胞(示胞间连丝及内含物)

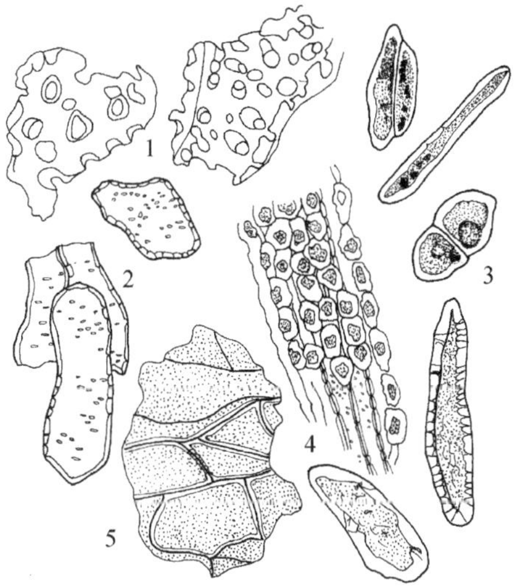

图 1-54 槟榔粉末显微特征
1. 内胚乳细胞碎片 2. 内果皮细胞 3. 种皮石细胞 4. 纤维及硅质块 5. 外胚乳细胞

和颜色,下皮细胞的颜色,色素层细胞,外胚乳细胞和内胚乳细胞等特征(图 1-55)。

要点及难点解答

(1) 药用种子均为成熟的种子,分种皮和种仁两大部分。性状鉴别以形状、大小和种皮表面特征为重点。

(2) 槟榔组织鉴定的主要特征为种皮组织分内、外层,外层为数列长圆形小石细胞,含有棕色物质;内层为数列含棕色物质的薄壁细胞。错

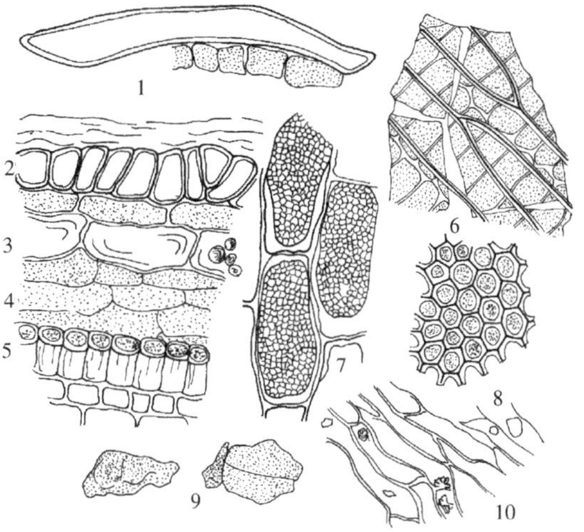

图 1-55 砂仁(阳春砂种子)粉末显微特征
1. 种皮表皮细胞表面观 2. 种皮表皮细胞断面观 3. 油细胞 4. 色素细胞 5. 内种皮杯状细胞断面观 6. 下皮细胞 7. 外胚乳细胞及淀粉团 8. 内种皮杯状细胞表面观 9. 色素块 10. 草酸钙结晶

入组织系种皮内层不规则伸入胚乳中形成,其中有维管束组织。胚乳细胞多角形,细胞中含有油滴及糊粉粒。

槟榔粉末鉴定的主要特征为种皮石细胞形状不一,有等径的,有呈长方形的,细胞壁不甚厚化。内胚乳碎片众多,细胞形状不规则,有大的类圆形壁孔。糊粉粒直径 5~40μm,含拟晶体 1 粒。

(3) 砂仁(种子) 组织鉴定的主要特征为假种皮为长形薄壁细胞。表皮为 1 列径向延长的细胞,外被有角质层。表皮下有 1 列含深红紫色色素物质的细胞。油细胞层为 1 列切向延长的薄壁细胞。薄壁组织有网纹细胞,在种脊处可见维管束。内种皮为 1 列棕色石细胞,内壁特厚,胞腔偏于上端。外胚乳细胞略呈圆柱形,辐射状排列,内含淀粉粒。内胚乳细胞较小,呈多角形,内含糊粉粒。

砂仁(种子) 粉末鉴定的主要特征为内种皮厚壁细胞红棕色或黄棕色,表面观多角形,胞腔内含硅质块;断面观为 1 列栅状细胞。种皮表皮细胞淡黄色,表面观长条形,常与下皮细胞上下层垂直排列;下皮细胞含棕色或红棕色物。色素层细胞皱缩,含红棕色或深棕色物。外胚乳细胞类长方形或不规则形,充满细小淀粉粒集结成的淀粉团,有的包埋有细小草酸钙结晶。内胚乳细胞含细小糊粉及脂肪油滴。

(4) 糊粉粒是种子类中药显微鉴定的主要依据。

习题与作业

(1) 习题

1) 写出下列种子类药材性状鉴定的主要特征　南葶苈子与北葶苈子,白芥子与黄芥子,苦杏仁与桃仁,沙苑子。

2) 简述种子类中药的性状鉴别要点。

3) 简述来源于豆科植物种子类中药一般组织构造特点,可绘简图说明。

(2) 作业

1) 写出南葶苈子与北葶苈子、苦杏仁与桃仁性状鉴定的主要特征。

2) 写出槟榔、砂仁(种子) 组织显微鉴定的主要特征并绘简图。

3) 写出苦杏仁、马钱子、槟榔粉末显微鉴定的主要特征并绘图。

1.10　全草类中药的性状及显微鉴定

实验课时:4 学时。

内 容 提 要

本实验采用性状和显微鉴定法,对石韦、麻黄、淫羊藿、广藿香、薄荷、石斛等 28 种全草类中药进行鉴定。

通过实验掌握麻黄、广藿香、薄荷、石斛的性状及显微鉴定特征,掌握全草类中药的性状及显微鉴别要点,了解石韦、淫羊藿、鱼腥草、仙鹤草、紫花地丁、绞股蓝、紫金牛、金钱草、白花蛇舌草、马鞭草、荆芥、益母草、紫苏梗、香薷、穿心莲、肉苁蓉、佩兰、豨莶草、茵陈、青蒿、大蓟、蒲公英、谷精草、淡竹叶的性状鉴别要点。

原　　理

(1) 性状鉴定是用感观来鉴定中药是否与规定的药用标准或标准品相符合,主要进行中药的品种、纯度鉴定或粗略地估计其质量。本实验重点观察供试品各器官的特征,并通过与基原鉴定结合的方法和采用植物分类学技术,确定全草类药材的鉴别特征。通过对单味药性状特征的系统观察和描述,确定其性状鉴别的主要特征。

(2) 显微鉴定原理同前。

仪器、材料与试剂

(1) 仪器与材料

1) 仪器　同前。

2) 材料　药材及饮片标本、原植物蜡叶标本或液浸标本:石韦,麻黄,淫羊藿,鱼腥草,仙鹤草,紫花地丁,绞股蓝,紫金牛,金钱草,白花蛇舌草,马鞭草,广藿香,荆芥,益母草,薄荷,紫苏梗,香薷,穿心莲,肉苁蓉,佩兰,豨莶草,茵陈,青蒿,大蓟,蒲公英,谷精草,淡竹叶,石斛。

横切面永久制片:麻黄,薄荷茎,石斛。

纵切面永久制片:广藿香茎。

粉末:麻黄,广藿香叶,薄荷叶。

(2) 试剂　同前。

操 作 步 骤

(1) 基原及性状鉴定　取原植物蜡叶标本或液浸标本、药材及饮片标本,首先根据根、茎、叶、花部位的特征进行分科,然后分别按其形状、大小、颜色、表面特征、气味等进行观察和描述。

(2) 显微鉴定

1) 组织特征　取组织切片,在低倍镜下由外向内依次观察;内含物的特征可在高倍镜下观察。

麻黄茎横切片:观察和描述断面的形状、表皮、皮层、韧皮部、形成层、木质部、髓的特征。注意区别不同的品种(图 1-56,图 1-57,图 1-58)。

薄荷茎横切片:观察和描述断面的形状、表皮、皮层、韧皮部、形成层、木质部、髓的特征(图 1-59)。

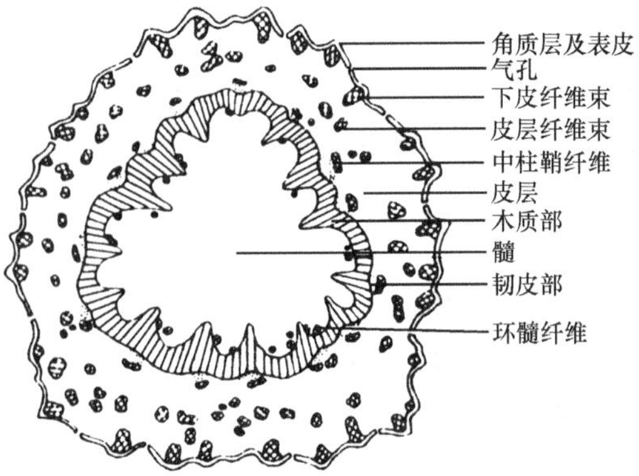

图 1-56　中麻黄横切面组织特征

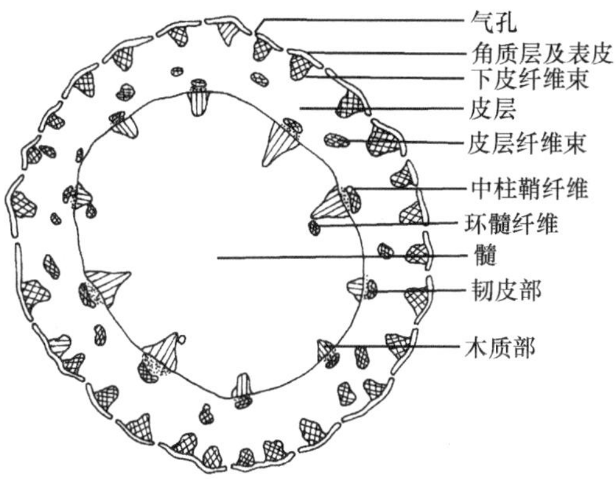

图 1-57 草麻黄横切面组织特征

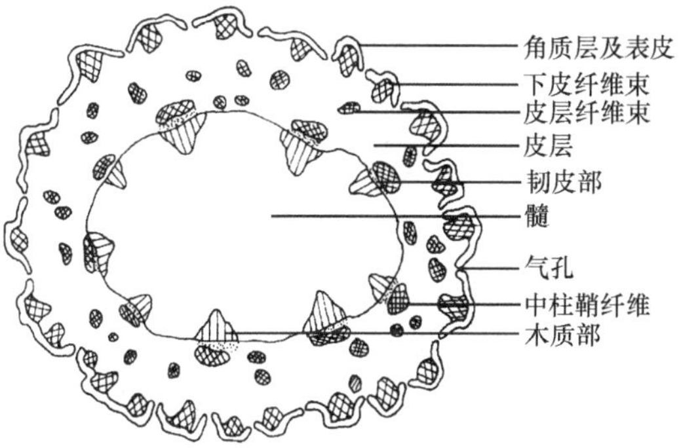

图 1-58 木贼麻黄横切面组织特征

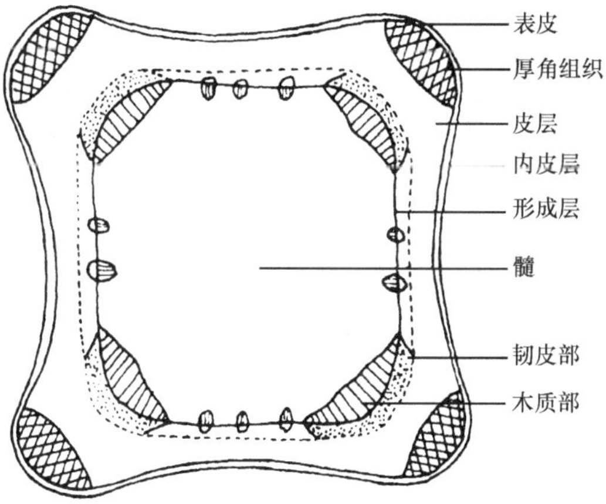

图 1-59 薄荷茎横切面组织特征

广藿香茎纵切片:观察和描述表皮、皮层及细胞间隙腺毛、纤维束、韧皮部、木质部、髓的特征(图 1-60)。

石斛茎横切片:观察和描述表皮、皮层、中柱、维管束的特征(图 1-61)。

2) 粉末特征 取各中药粉末少许,分别用水装片和水合氯醛溶液制片。

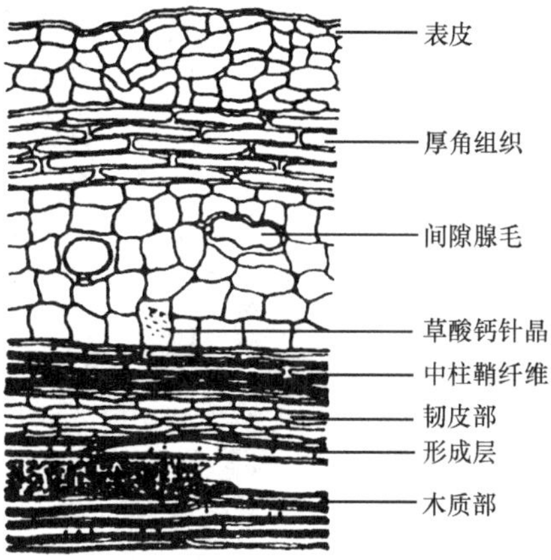

图 1-60 广藿香茎纵切面组织特征

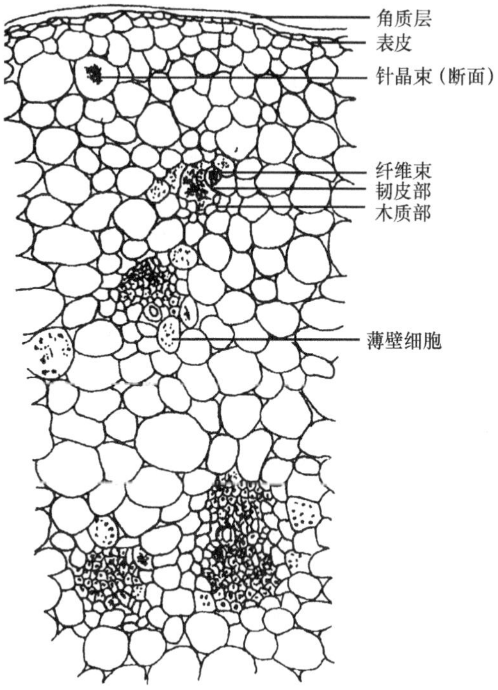

图 1-61 金钗石斛茎横切面组织特征

麻黄粉末:观察和描述表皮细胞的形状、气孔类型和形状,纤维,髓薄壁细胞,导管分子端壁等特征(图 1-62)。

广藿香叶粉末:观察和描述气孔轴式,非腺毛的细胞数、细胞内含物,腺鳞,细胞间隙腺毛,草酸钙针晶等特征(图 1-63)。

薄荷叶粉末:观察和描述气孔轴式,腺鳞,腺毛,非腺毛等特征(图 1-64)。

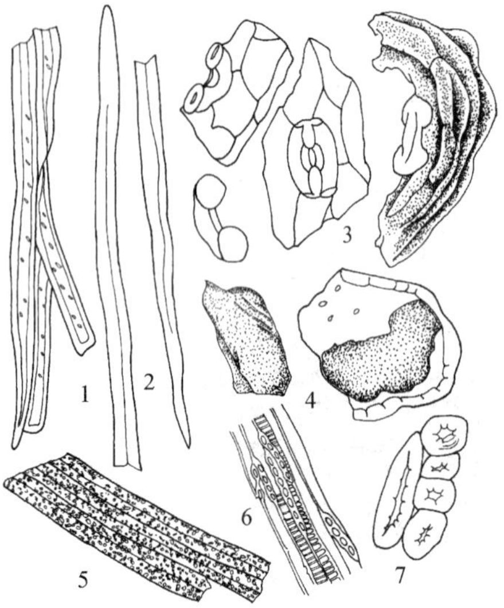

图 1-62　麻黄(草麻黄)粉末显微特征

1. 木纤维　2. 皮部纤维　3. 气孔及角质层　4. 髓薄壁细胞及色素块　5. 嵌有草酸钙砂晶的纤维　6. 导管　7. 石细胞

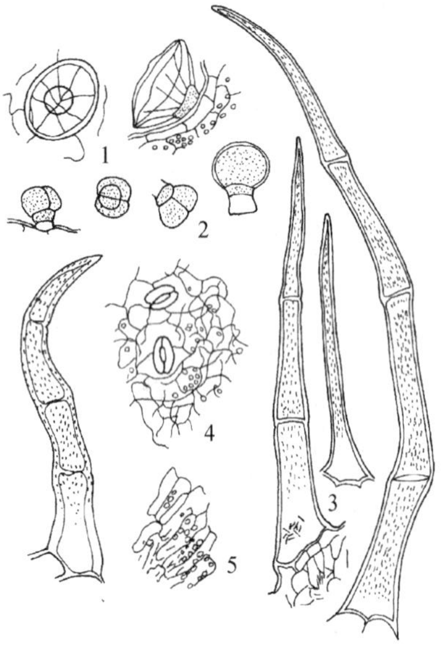

图 1-63　广藿香叶粉末显微特征

1. 腺鳞　2. 腺毛　3. 非腺毛　4. 表皮细胞及气孔　5. 草酸钙针晶

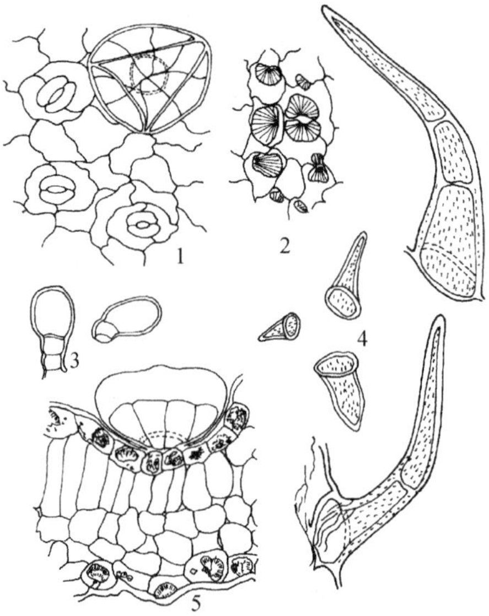

图 1-64　薄荷叶粉末显微特征

1. 下表皮细胞碎片(示腺鳞、气孔)　2. 橙皮苷结晶　3. 腺毛　4. 非腺毛　5. 叶片断面碎片

要点及难点解答

(1) 麻黄粉末显微鉴定主要特征为内陷式气孔,保卫细胞侧面观呈哑铃形或电话听筒形。角质层常破碎,呈不规则条块状。纤维壁厚,附有细小众多的草酸钙砂晶和方晶。髓薄壁细胞木化或非木化,常含红紫色或棕色物质。导管分子端壁具麻黄式穿孔板。

(2) 广藿香叶粉末显微鉴定主要特征为气孔直轴式。非腺毛由 1~6 个细胞组成,平直或弯曲,壁有疣状突起,有的细胞内含棕黄色物质。腺鳞头部扁球形,由 8 个细胞组成。细胞间隙腺毛呈不规则囊状,头部和柄均为单细胞。草酸钙针晶细小。

(3) 薄荷叶粉末显微鉴定主要特征为气孔直轴式。腺鳞的腺头呈扁圆球形,由 8 个细胞组成,四周表皮细胞做辐射状排列。腺毛为单细胞头和单细胞柄。非腺毛由 2~8 个细胞组成,常弯曲,壁厚,有疣状突起。

习题与作业

(1) 习题

1) 简述双子叶和单子叶草本植物茎的组织构造特征。

2) 来源于唇形科植物的全草类中药的性状鉴别要点。

(2) 作业

1) 写出下列药材性状鉴定的主要特征　草麻黄、木贼麻黄和中麻黄,金钱草,穿心莲,青蒿。

2) 写出麻黄、石斛、薄荷茎组织鉴定的主要特征并绘制组织简图。

3) 写出麻黄、薄荷叶和广藿香叶粉末显微鉴定的主要特征并绘图。

1.11 藻、菌、地衣、树脂及其他类中药的性状及显微鉴定

实验课时:4 学时。

内容提要

本实验采用性状和显微鉴定法对海藻、冬虫夏草、灵芝、茯苓、苏合香、血竭、五倍子等20种藻、菌、地衣、树脂及其他类中药进行鉴定。

通过实验掌握冬虫夏草、茯苓、灵芝、猪苓、五倍子的性状及显微鉴定特征,掌握藻、菌、树脂及其他类中药的性状及显微鉴别要点,了解海藻、马勃、松萝、苏合香、乳香、没药、阿魏、安息香、血竭、海金沙、琥珀、青黛、儿茶、冰片、芦荟的性状鉴别要点。

原　　理

(1) 性状鉴定是用感观来鉴定中药是否与规定的药用标准或标准品相符合,主要进行中药的品种、纯度鉴定或粗略地估计其质量。藻类、菌类和地衣类中药重点观察供试品的药用部位、形状、颜色等特征,并通过与基原鉴定结合的方法和采用植物分类学技术,确定其鉴别特征;树脂类中药重点观察供试品的形状、颜色和气味等特征,并通过与理化鉴定结合的方法分析其化学组成,确定其药用部位和鉴别特征;其他类中药重点观察供试品的药用部位,根据来源不同结合性状鉴别要点,确定其鉴别特征。通过对单味药性状特征的系统观察和描述,确定其性状鉴别的主要特征。

(2) 显微鉴定原理同前。

仪器、材料与试剂

(1) 仪器与材料

1) 仪器　同前。

2) 材料　原植物蜡叶或液浸标本:海藻,冬虫夏草,灵芝,茯苓,猪苓,马勃,松萝。

药材及饮片标本:海藻,冬虫夏草,灵芝,茯苓,猪苓,马勃,松萝,苏合香,乳香,没药,阿魏,安息香,血竭,海金沙,琥珀,青黛,儿茶,五倍子,冰片,芦荟。

横切面永久制片:冬虫夏草子实体,五倍子。

粉末:茯苓,灵芝,猪苓,五倍子。

(2) 试剂　5%氢氧化钾溶液,余同前。

操 作 步 骤

(1) 基原及性状鉴定　取原植物蜡叶标本或液浸标本、药材及饮片标本,首先根据形状、颜色等确定其来源,然后分别按其形状、大小、颜色、表面特征、质地、断面、气味等进行观察和描述。

(2) 显微鉴定

1) 组织特征　取组织切片,在低倍镜下由外向内依次观察;内含物的特征可在高倍镜下观察。

冬虫夏草子实体横切片:观察和描述子囊壳的形状及排列状态、子囊及子囊孢子形态等特征(图1-65)。

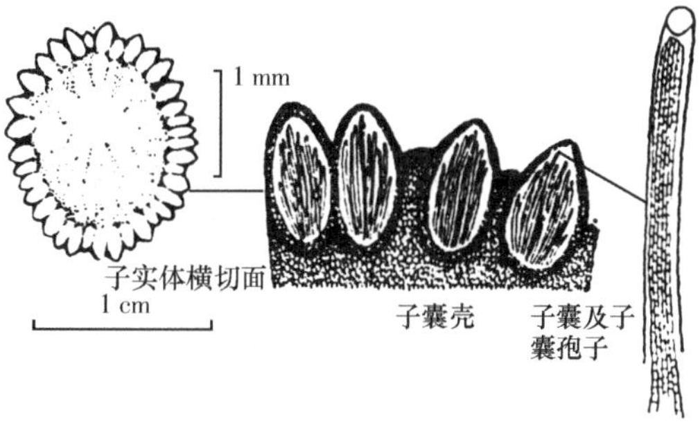

图1-65　冬虫夏草子实体组织特征

五倍子横切片:观察和描述表皮细胞的形状、有无附属物,薄壁细胞的内含物、维管束的类型,树脂道的大小及分布等特征(图1-66)。

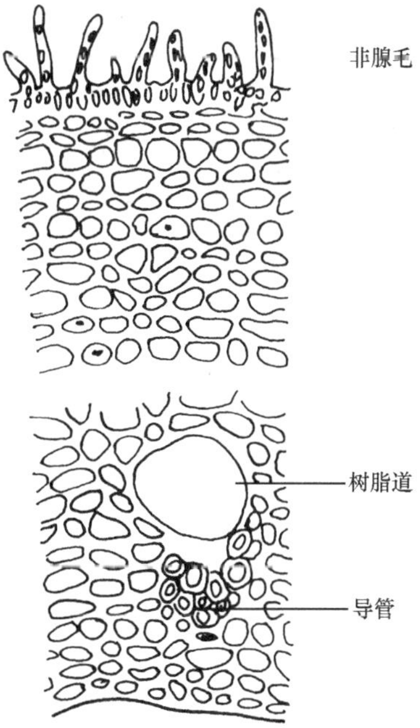

图1-66　五倍子横切面组织特征

2）粉末特征　取各中药粉末少许，分别用水装片、水合氯醛溶液制片或5%氢氧化钾溶液装片。

茯苓粉末：观察和描述不规则颗粒状团块的颜色，菌丝的形状、颜色等特征（图1-67）。

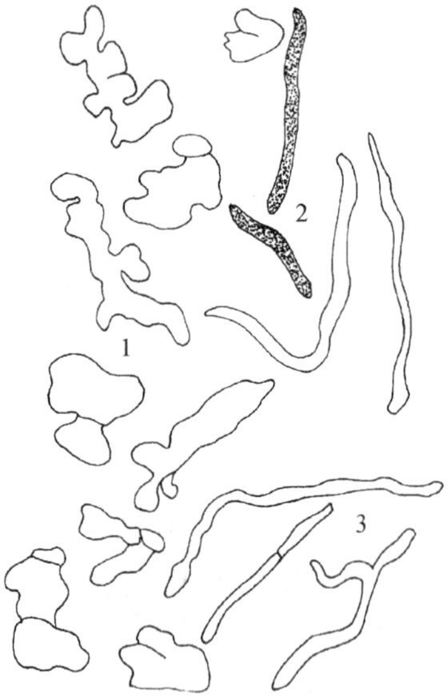

图1-67　茯苓粉末显微特征
1. 无色团块　2. 有色菌丝　3. 无色菌丝

灵芝粉末：观察和描述孢子的形状、大小、颜色和表面等特征。

猪苓粉末：观察和描述菌丝团的形态，菌丝的形状、颜色及表面，草酸钙结晶的类型等特征（图1-68）。

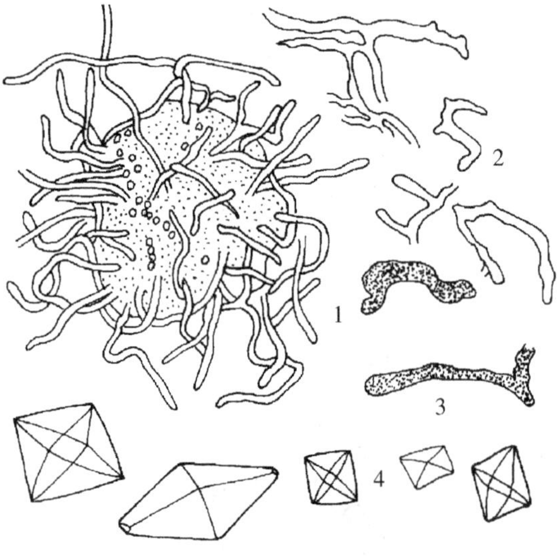

图1-68　猪苓粉末显微特征
1. 菌丝团　2. 无色菌丝　3. 有色菌丝　4. 草酸钙方晶

五倍子粉末：观察和描述非腺毛的形状、细胞数，薄壁细胞的内含物，树脂道碎片的颜色，草酸钙结晶和导管的类型等特征（图1-69）。

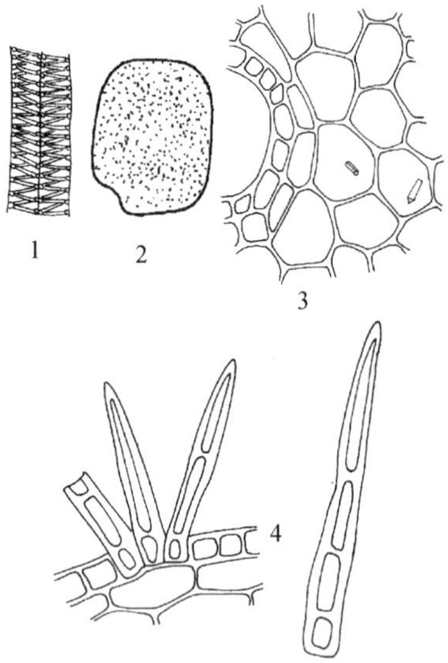

图1-69　五倍子粉末显微特征
1. 导管　2. 树脂块　3. 薄壁细胞及棱晶、树脂道碎片　4. 非腺毛

要点及难点解答

（1）藻类、菌类中药均来自于低等植物，它们在形态上无根、茎、叶的分化，是单细胞或多细胞的个体，分枝或不分枝；在构造上一般无组织分化，无维管束。藻类均含有各种不同的色素，主要来源于绿藻、红藻和褐藻。菌类中药绝大部分来源于真菌，有子囊菌和担子菌，药用部位是菌核或子实体。

（2）树脂的药用部位根据其化学组成分为单树脂（树脂）、胶树脂、油树脂、油胶树脂、香树脂五类。树脂类中药的外形各异、大小不等，但每种药材均有较为固定的形态。性状鉴定主要注意其形状、大小、颜色、表面特征、质地、破碎面、光泽、透明度、气味等特征。

（3）冬虫夏草组织特征主要是子囊壳的排列状态，茯苓粉末特征主要是不规则颗粒状团块，灵芝粉末特征主要是孢子，猪苓粉末特征主要是菌丝团和草酸钙结晶，五倍子粉末特征主要是非腺毛和树脂道碎片。

习题与作业

（1）习题

1）藻菌、树脂及其他类中药的性状鉴别要点。

2）冬虫夏草子实体组织鉴别特征和茯苓、灵芝、猪苓、五倍子粉末特征。

（2）作业

1）写出茯苓、灵芝、猪苓、五倍子粉末主要显微特征并绘图。

2）写出冬虫夏草子实体的组织鉴别特征并绘简图。

3）写出下列药材及饮片的性状鉴别要点

冬虫夏草，赤芝与紫芝，茯苓与猪苓，乳香与没药，安息香，血竭，肚倍与角倍，冰片，芦荟。

1.12 动物类中药的性状及显微鉴定

实验课时：4学时。

内容提要

本实验采用性状和显微鉴定法，对珍珠、全蝎、蟾酥、蕲蛇、熊胆、麝香、鹿茸、牛黄等34种动物类中药进行鉴定。

通过实验掌握地龙、全蝎、蛤蚧、蕲蛇、鹿茸的性状及显微鉴定特征，掌握珍珠、蟾酥、哈蟆油、乌梢蛇、金钱白花蛇、熊胆、马宝、阿胶、麝香、牛黄、羚羊角性状鉴别要点，了解石决明、牡蛎、海螵蛸、水蛭等中药的性状鉴别要点。

原　　理

（1）性状鉴定主要依据动物的形态学、分类学知识和传统经验鉴别法，观察和描述动物类中药的性状特征，鉴定其是否符合规定的药用标准，鉴别其品种、纯度或粗略估计质量。

（2）显微鉴定主要利用显微镜和显微技术观察动物药的组织和粉末特征，以鉴定其品种和纯度。

仪器、材料与试剂

（1）仪器与材料

1）仪器　同前。

2）材料　药材、饮片标本或液浸标本：石决明，珍珠，牡蛎，海螵蛸，地龙，水蛭，全蝎，蜈蚣，土鳖虫，桑螵蛸，蝉蜕，虫白蜡，斑蝥，僵蚕，蜂蜜，海马，海龙，蟾酥，哈蟆油，龟甲，鳖甲，蛤蚧，乌梢蛇，金钱白花蛇，蕲蛇，鸡内金，穿山甲，熊胆，马宝，阿胶，麝香，鹿茸，牛黄，羚羊角。

粉末：广地龙，全蝎，蛤蚧，蕲蛇，花鹿茸。

（2）试剂　同前。

操 作 步 骤

（1）基原及性状鉴定　取药材、饮片或液浸标本，首先根据一般性状等确定其药用部位，然后分别按其形状、大小、颜色、表面特征、质地、断面、气味等特征进行观察和描述。

（2）粉末及表面显微特征　取各中药粉末或碎片少许，用水装片或制水合氯醛溶液透化片。

广地龙粉末：观察和描述表皮碎片的颜色、细胞形状及表面特征等，斜纹肌纤维的形状、大小及表面特征，刚毛的多少、形状、颜色和表面等特征（图1-70）。

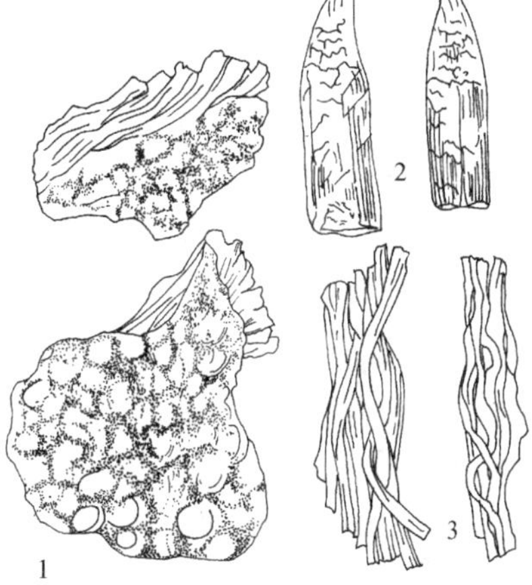

图1-70　广地龙（参环毛蚓）粉末显微特征

1. 表皮碎片　2. 刚毛　3. 斜纹肌纤维

全蝎粉末：观察和描述体壁碎片的颜色、外表皮表面观的特征，横纹肌纤维的颜色和表面特征，刚毛的形状及表面特征（图1-71）。

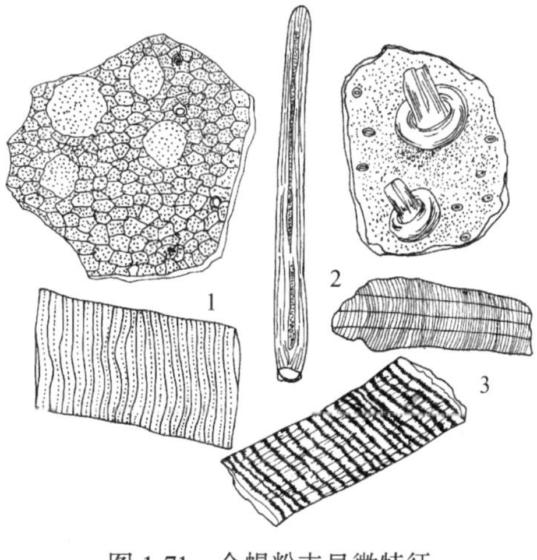

图1-71　全蝎粉末显微特征

1. 体壁碎片表面观　2. 刚毛　3. 横纹肌纤维

蛤蚧粉末：观察和描述鳞片、皮肤碎片、横纹肌纤维、骨碎片的颜色及表面特征(图1-72)。

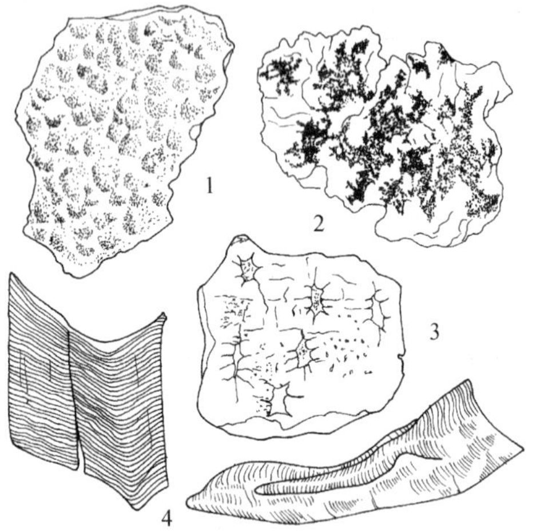

图1-72 蛤蚧粉末显微特征
1. 鳞片碎片 2. 皮肤碎片 3. 骨碎片
4. 横纹肌纤维

蕲蛇粉末：观察和描述表皮、横纹肌纤维、骨碎片的颜色及表面特征(图1-73)。

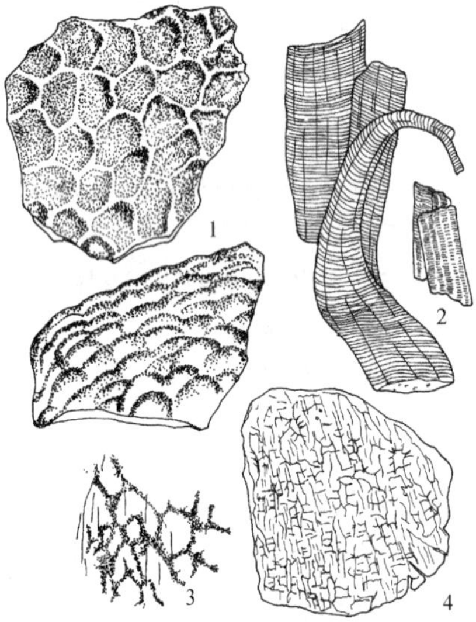

图1-73 蕲蛇粉末显微特征
1. 角质鳞片 2. 横纹肌纤维 3. 表皮碎片 4. 骨碎片

蕲蛇鳞片：观察和描述背鳞表面的颜色和表面特征。

花鹿茸粉末：观察和描述表皮角质层的表面，茸毛的形状、大小、表面、颜色、根部，骨碎片的表面、横断面，角化梭形细胞的形状等特征(图1-74)。

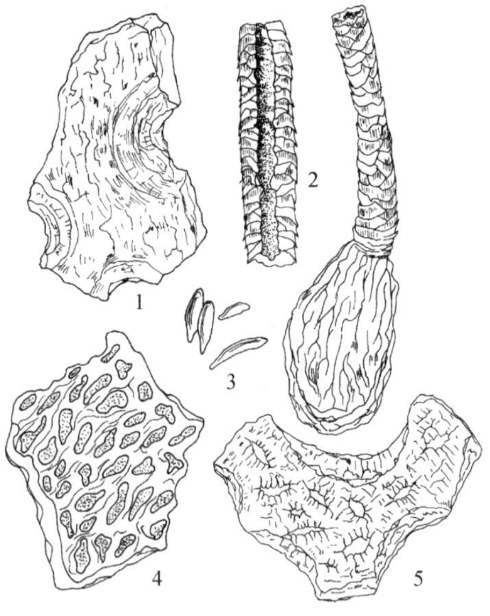

图1-74 花鹿茸粉末显微特征
1. 表皮角质层 2. 茸毛 3. 角化细胞 4. 未骨化骨组织碎片 5. 骨碎片

要点及难点解答

(1) 性状鉴定 主要注意药用部位，根据药用部位，选择不同的鉴定指标。地龙应区别广地龙和沪地龙，蛤蚧主要注意头部、背部和剑尾的特征，蕲蛇主要注意其"翘鼻头"、"方胜纹"、"念珠斑"和"佛指甲"等特征，鹿茸注意区分花鹿茸和马鹿茸，石决明应区别不同的品种，珍珠应区别海水珍珠和淡水珍珠，蟾酥和哈蟆油注意其水试鉴别方法，乌梢蛇注意其颜色和背部的特征，金钱白花蛇注意其白色的环纹，熊胆注意胆囊皮和胆仁的特征，马宝注意断面的特征，阿胶注意其质地和颜色，麝香注意其香仁的特征，牛黄注意其断面的层纹和质地，羚羊角注意其形状、角尖和骨环的特征。

(2) 粉末鉴定 广地龙粉末主要鉴别特征包括表皮碎片、斜纹肌纤维，全蝎粉末主要鉴别特征包括体壁碎片、刚毛、横纹肌纤维，蛤蚧粉末主要鉴别特征包括鳞片、皮肤碎片、横纹肌纤维及骨碎片，蕲蛇粉末主要鉴别特征包括表皮、鳞片、骨碎片，花鹿茸粉末主要鉴别特征包括茸毛、角化梭形细胞。

习题与作业

(1) 习题

1) 将上述34种动物药按照药用部位进行

分类,如昆虫类、角类、贝壳类、蛇类、分泌物类、结石类等。

2) 总结地龙、全蝎、蛤蚧、蕲蛇、鹿茸、石决明、珍珠、蟾酥、哈蟆油、乌梢蛇、金钱白花蛇、熊胆、马宝、阿胶、麝香、牛黄、羚羊角的药材及饮片性状鉴别要点。

(2) 作业

1) 写出下列药材的性状鉴别要点 蕲蛇、乌梢蛇与金钱白花蛇,马鹿茸与花鹿茸,珍珠、广地龙与沪地龙,麝香,熊胆,羚羊角,牛黄。

2) 写出地龙、全蝎、蛤蚧、花鹿茸粉末的主要显微特征并绘图。

3) 写出蕲蛇鳞片表面特征并绘图。

1.13 矿物类中药的性状及显微鉴定

实验课时:4 学时。

内容提要

本实验采用性状和显微鉴定法,对朱砂、雄黄、龙骨等 17 种中药进行鉴定。

通过实验掌握朱砂、雄黄、石膏、龙骨的性状及显微鉴定特征,掌握矿物类中药的性状及显微鉴别要点,了解自然铜、赭石、铅丹、红粉、信石、密陀僧、轻粉、炉甘石、寒水石、滑石、芒硝、胆矾、硫黄的性状鉴别要点。了解矿物类中药光学特征的鉴定方法。

原　　理

(1) 性状鉴定　主要依据矿物的形态学知识、一般性质和传统经验鉴别法,观察和描述矿物类中药的性状特征,鉴定其是否符合规定的药用标准,鉴别其品种、纯度或粗略估计质量。

(2) 显微鉴定　透明的矿物利用透射偏光显微镜(简称“偏光显微镜”),不透明的矿物利用反射偏光显微镜鉴定,主要观察其颗粒的形状、透明度、颜色(或折射率和必要的物理常数)。

仪器、材料与试剂

(1) 仪器与材料

1) 仪器　偏光显微镜,余同前。

2) 材料　药材及饮片标本:朱砂,雄黄,自然铜,赭石,铅丹,红粉,信石,密陀僧,轻粉,炉甘石,寒水石,滑石,石膏,芒硝,胆矾,硫黄,龙骨。

粉末或磨片:朱砂,雄黄,石膏,龙骨。

(2) 试剂　蒸馏水,稀甘油等。

操作步骤

(1) 性状鉴定　取各药材及饮片标本,首先应根据矿物的一般性质进行鉴定,按其形状、颜色、硬度、相对密度、解理、断口、光泽、条痕、气味等进行描述。粉末性的中药应仔细观察样品的颜色、质地、气味等。

(2) 显微鉴定　主要进行粉末的显微鉴定。取各中药粉末少许,分别用水或稀甘油溶液装片。

朱砂、雄黄、石膏、龙骨的粉末鉴定(图 1-75):观察和描述生物显微镜下其形态、透明度和颜色等特征。

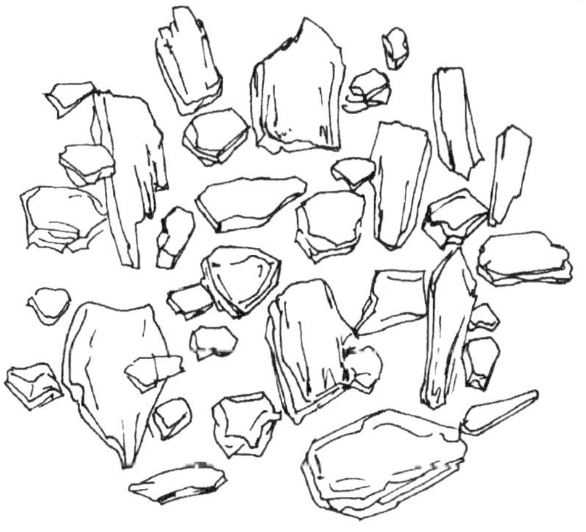

图 1-75　朱砂粉末显微特征

光学特征的观察:参见《中药鉴定学》(第 2 版)教材(张贵君主编,科学出版社,2009),示教。

要点及难点解答

(1) 性状鉴定　主要注意其形状、颜色、硬度、断口、光泽、条痕、气味等特征。

(2) 显微鉴定　主要进行供试品粉末显微特征的观察,注意其粉碎度与镜检特征的相关性。

用偏光显微镜观察磨片的光学特征,偏光显微镜的使用方法和观察内容参见附录 3.1.1。

习题与作业

（1）习题

1）矿物类中药的一般性质。

2）分别按阳离子和阴离子对上述矿物类中药进行分类。

（2）作业

1）写出朱砂、雄黄、石膏、龙骨、赭石、信石药材的性状鉴别要点。

2）写出朱砂、雄黄、石膏、龙骨粉末显微鉴定的主要特征并绘图。

1.14　粉末性中成药的显微鉴定

实验课时:8 学时。

内 容 提 要

本实验采用显微鉴定法，对二妙丸和六味地黄丸进行鉴定。

通过实验掌握二妙丸、六味地黄丸显微鉴定的基本特征，熟悉粉末性中成药显微鉴定的关键技术。

原　　理

根据制剂的类型和原料药显微特征的相关性，通过对原料药专属性显微鉴别特征的提炼，采用粉末显微鉴定的技术对二妙丸和六味地黄丸进行真实性鉴定。

仪器、材料与试剂

（1）仪器与材料

1）仪器　同前。

2）材料　二妙丸，六味地黄丸。

（2）试剂　同前。

操 作 步 骤

（1）处方分析　将二妙丸和六味地黄丸处方中的各味原料药按照药用部位分类，然后将其粉末中的显微特征进行罗列。

（2）根据原料药在处方中的剂量、粉碎度等因素，确定其易检出的显微特征并列表。

（3）确定专属性的鉴别特征并进行显微分析。

（4）供试品的鉴定

1）二妙丸的鉴定（图 1-14，图 1-26，彩图 102）　取供试品 1～2 粒，研成粉末。取粉末少许，分别制水合氯醛溶液透化片和间苯三酚-浓盐酸溶液染色片，鉴别苍术和黄柏。

苍术的鉴定：观察草酸钙针晶的大小及存在状态，木栓细胞的形状、颜色、细胞壁木化程度等特征。

黄柏的鉴定：观察晶纤维的颜色、草酸钙结晶的类型、含晶细胞壁的木化程度，石细胞的形状、颜色和细胞壁等特征。

2）六味地黄丸的鉴定　取供试品 1 丸，切开，用解剖针或镊子在中心处取供试品少许，放于载玻片上，加水研匀，分别用水装片、水合氯醛溶液透化片和间苯三酚-浓盐酸溶液染色片，鉴别山药、茯苓、熟地黄、牡丹皮、制山茱萸、泽泻。

山药的鉴定：观察淀粉粒的形状、大小、脐点，草酸钙针晶的分布状态、大小等特征（图 1-26）。

茯苓的鉴定：观察无色团块的形状，菌丝的形状、大小、颜色等特征（图 1-67）。

熟地黄的鉴定：观察灰棕色至深褐色薄壁细胞的形状、内含物等特征（图 1-76）。

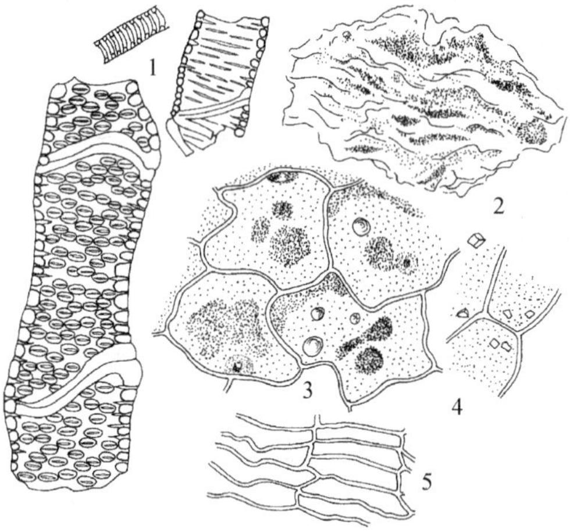

图 1-76　熟地黄粉末显微特征

1. 导管　2. 薄壁组织碎片　3. 分泌细胞　4. 草酸钙方晶　5. 木栓细胞

牡丹皮的鉴定：观察草酸钙簇晶的分布状态，木栓细胞的形状和颜色等特征（图 1-35）。

制山茱萸的鉴定：观察橙黄色果皮表皮细胞的形状、细胞壁等特征（图 1-77）。

泽泻的鉴定：观察有椭圆形纹孔并集成纹孔群的薄壁细胞的形状、颜色等特征（图 1-78）。

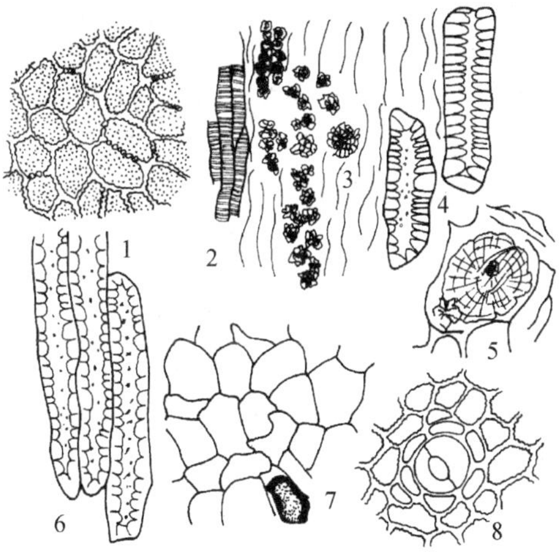

图 1-77 制山茱萸粉末显微特征

1. 果皮表皮碎片 2. 导管 3. 草酸钙簇晶 4. 石细胞 5. 菊糖 6. 纤维 7. 内果皮细胞 8. 气孔

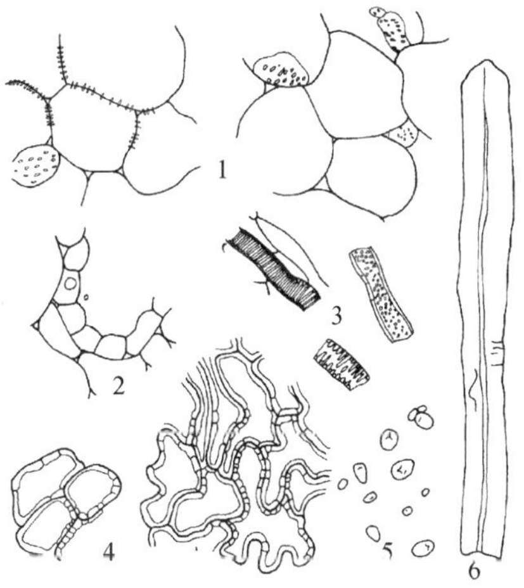

图 1-78 泽泻粉末显微特征

1. 薄壁细胞 2. 油室碎片 3. 导管 4. 内皮层细胞 5. 淀粉粒 6. 纤维

要点及难点解答

(1) 供试品大量时,水合氯醛透化过程可在小试管中进行,透化结束后,水洗,滤过或离心,取粉末用水或稀甘油溶液封片,亦可进行细胞壁的特化反应。

(2) 粉末性中成药显微鉴定的要点是处方分析、显微特征的罗列、易检出特征和专属性鉴别特征的确定。为了避免特征的遗漏,至少重复制备3张粉末制片并采用“之”字移动法进行镜检。

(3) 二妙丸中苍术的专属性鉴别特征为草酸钙针晶和木栓细胞,黄柏的专属性鉴别特征为呈鲜黄色的晶纤维和分枝状石细胞。

(4) 六味地黄丸中山药的专属性鉴别特征为单粒淀粉粒和较长的草酸钙针晶束,茯苓的专属性鉴别特征为无色团块和菌丝,熟地黄的专属性鉴别特征为含有棕色核状物的灰棕色至深褐色薄壁细胞,牡丹皮的专属性鉴别特征为在细胞中排列成行的草酸钙簇晶和木栓细胞,制山茱萸的专属性鉴别特征为橙黄色果皮表皮细胞,泽泻的专属性鉴别特征为有椭圆形纹孔并集成纹孔群的薄壁细胞。

(5) 原料药在粉末性中成药中的含量测定可用显微定量法。

习题与作业

(1) 习题

1) 粉末性中成药显微鉴定的基本步骤。

2) 二妙丸和六味地黄丸的显微鉴别特征。

(2) 作业

1) 描述二妙丸的显微鉴别特征并绘图。

2) 描述六味地黄丸的显微鉴别特征并绘图。

1.15 注射用双黄连的鉴定

实验课时:4学时。

内 容 提 要

本实验采用理化、显微和生物鉴定法,对注射用双黄连进行系统鉴定,以控制其产品和原材料的质量。

通过实验掌握注射用双黄连的鉴定特征,熟悉中药注射用粉针剂鉴定的一般方法和基本内容。

原 理

根据供试品的化学成分和剂型特点,主要采用理化和生物鉴定的方法对其质量进行鉴定。

仪器、材料与试剂

(1) 仪器与材料

1) 仪器 聚酰胺薄膜(5cm×7.5cm),超声波提取器,三角瓶,紫外光分析灯(365nm),滤纸,漏斗,铁架台,层析缸,微量进样器(5μL,

20μL),硅胶 G-CMC-Na 薄层板,电吹风,高效液相色谱仪,容量瓶,显色剂喷雾器,分析天平,量筒,烧杯,玻璃珠,锥形瓶,试管,离心机,恒温箱,pH 计,pH 试纸等。

2) 材料　供试品:注射用双黄连(哈尔滨中药二厂生产)。

对照品:黄芩苷,绿原酸,连翘标准药材。

(2) 试剂　75%甲醇溶液,乙酸,氯仿,10%硫酸乙醇溶液,冰乙酸,三乙胺,蒸馏水,兔血,生理氯化钠溶液,鞣酸试液,稀盐酸溶液,3%氯化钙溶液。

操 作 步 骤

(1) 性状鉴定　按照药典规定的取样方法,取供试品,主要观察和描述其内容物的形态、颜色、气味等特征。本品应为黄棕色无定形粉末或疏松固体状物,味苦、涩,有吸湿性。

(2) 理化鉴定

1) 薄层色谱法　黄芩和金银花的定性鉴别:取供试品 60mg,加 75%甲醇溶液 5mL,超声处理使溶解,作为供试品溶液。另取黄芩苷、绿原酸对照品,分别用 75%甲醇溶液制成 1mL 含 0.1mg 的溶液,作为对照品溶液。吸取上述 3 种溶液各 1μL,分别点于同一聚酰胺薄膜上,以乙酸为展开剂,展开,取出,晾干,置紫外光灯下观察。

连翘的定性鉴别:取本品 0.1g,加甲醇 10mL,超声处理 20min,放置,取上清液作为供试品溶液。另取连翘对照药材 0.5g,同法制成对照药材溶液。吸取上述 2 种溶液各 10μL,分别点于同一硅胶 G-CMC-Na 薄层板上,以氯仿-甲醇(5∶1)为展开剂,展开,取出,晾干,喷 10%硫酸乙醇溶液,在 100℃加热至斑点显色清晰。

2) 高效液相色谱法　黄芩的含量测定:供试品每支含黄芩按黄芩苷($C_{21}H_{18}O_{11}$)计算,应为 128~173mg。

填充剂:十八烷基硅烷键合硅胶。

流动相:甲醇-水-冰乙酸(40∶60∶1)。

检测波长:274nm。

理论板数:按黄芩苷峰计算应不低于 2 000。

取黄芩苷对照品适量,精密称定,加 50%甲醇溶液制成 1mL 含 0.05mg 的溶液,作为对照品溶液。取供试品 10mg,精密称定,加 50%甲醇溶液适量,超声处理 20min 使溶解,制成每 1 毫升约含 0.2mg 的溶液,作为供试品溶液。分别精密吸取对照溶液与供试品溶液各 20μL,注入液相色谱仪,测定。

金银花的含量测定:供试品每支含金银花以绿原酸($C_{16}H_{18}O_9$)计算,应为 8.5~11.5mg。

填充剂:十八烷基硅烷键合硅胶。

流动相:甲醇-水-冰乙酸-三乙胺(15∶85∶1∶0.3)。

检测波长:324nm。

理论板数:按绿原酸峰计算应不低于 6 000。

取绿原酸对照品适量,精密称定,加水制成 1mL 含 0.02mg 的溶液,作为对照品溶液。取本品 60mg,精密称定,置 50mL 量瓶中,用水溶解并稀释至刻度,摇匀,作为供试品溶液。分别精密吸取对照溶液与供试品溶液各 20μL,注入液相色谱仪测定。

(3) 生物鉴定　溶血与凝聚检测:取兔血数毫升,放入盛有玻璃珠的锥形瓶中,振摇 10min,除去凝血因子,使成脱纤血,加约 10 倍量的生理氯化钠溶液,摇匀,离心,除去上清液,沉淀的红细胞再用生理氯化钠溶液洗涤 2~3 次,至上清液不显红色为止,将所得红细胞用生理氯化钠溶液配成 2%的混悬液(表 1-1)。

表 1-1　溶血与凝聚试验各溶液的配制

试管编号	1	2	3	4	5	6
2%红细胞混悬液/mL	2.5	2.5	2.5	2.5	2.5	2.5
生理氯化钠溶液/mL	2.0	2.1	2.2	2.3	2.4	2.5
供试品溶液/mL	0.5	0.4	0.3	0.2	0.1	0.0

取试管 6 支,按表中配比量依次加入 2%红细胞混悬液和生理氯化钠溶液,混匀后,于 37℃恒温箱中放置 30min,分别加入不同量的药液(取本品 600mg,用生理氯化钠溶液溶解并稀释成 20mL;第 6 管为对照管),摇匀后,置 37℃恒温箱中,开始每隔 15min 观察 1 次,1h 后,每隔

1h 观察 1 次，共观察 2h，按上法检查，以第 3 管为准，本品在 2h 内不得出现溶血和红细胞凝聚。

（4）检查

1）pH 测定　取供试品加水制成每 1 毫升含 25mg 的溶液，pH 应为 5.7～6.7。

2）蛋白质检查　取供试品 0.6g，加水 10mL 使溶解，取 2mL，置试管中，滴加鞣酸试液 1～3 滴，不得产生浑浊。

3）草酸盐检查　取供试品 0.6g，加水 10mL 使溶解，用稀盐酸调节 pH 至 1～2，保温滤去沉淀，调节 pH 至 5～6，取 2mL，加 3%氯化钙溶液 2～3 滴，放置 10min，不得出现混浊或沉淀。

4）水分测定　用减压干燥法测定，本品含水分不得过 5.0%。（略）

5）重金属检测　取本品 1.0g，按药典重金属检查法第二法检查，含重金属不得过百万分之十。（略）

6）砷盐测定　取本品 0.40g，加 2%硝酸镁乙醇溶液 3mL，点燃，燃尽后，先用小火炽灼使之炭化，再在 500～600℃炽灼至完全灰化，放冷，加盐酸 5mL 与水 21mL 使之溶解，按本教材实验 2.5.3 砷盐的检查法检测，含砷量不得过百万分之五。（略）

要点及难点解答

（1）中成药的鉴定特征与原料药的特征相关。通过对原料药鉴定特征的分析并结合中成药的特点，确定其鉴定的内容和指标。

（2）根据处方中原料药的化学成分，确定制剂中原料药的鉴定方法。

习题与作业

（1）习题

1）中药注射剂的主要鉴定项目和基本内容。

2）中药制剂中原料药的鉴定与药材鉴定的关系。

（2）作业

1）记录上述实验结果，绘制薄层色谱图。

2）分析鉴定结果，写出鉴定结论和建议。

2 选择实验

2.1 中药的光谱鉴定

2.1.1 中药的荧光鉴定

实验课时:2学时。

内容提要

本实验采用荧光法对含有不同药效组分的18种中药进行鉴定。

通过实验掌握荧光鉴定中药的基本理论、基本方法和基本技术。掌握常用中药荧光鉴别的特征。

原　　理

荧光鉴定是利用中药中所含的某些化学成分(通常具有共轭双键体系和芳香环分子)在吸收自然光或紫外光后能发生荧光的性质,对中药及其所含成分进行鉴定。本实验主要是通过荧光定性分析以鉴定中药的品质。

仪器、材料与试剂

(1) 仪器与材料

1) 仪器　荧光分光光度计,紫外分析灯(365nm,254nm),试管,烧杯,吸管,漏斗,滤纸,广口瓶,索氏提取器,超声波提取器,离心机,粉碎机,天平,电炉子等。

2) 材料　药材:牛膝,川牛膝,黄连,秦艽,麦冬,蜈蚣。

粉末或饮片:板蓝根,葛根,白芷,川芎,丹参,苏木,厚朴,秦皮,木瓜,栀子,石韦,天麻。

(2) 试剂　1%氨水溶液,乙醚,乙醇,氢氧化钠试液,盐酸,氯仿,三氯化铝试液,石油醚(60~90℃)。

操作步骤

(1) 荧光检查

1) 牛膝　取牛膝断面,置紫外光灯下观察,显黄色荧光;滴加1%氨水溶液后,显淡黄绿色荧光(川牛膝新鲜断面置紫外光灯下显淡绿色荧光,滴加1%氨水溶液后,显绿黄色荧光)。

2) 黄连　取黄连药材断面置紫外光灯下观察,显金黄色荧光,木质部尤为显著。

3) 板蓝根　取板蓝根水煎液,置紫外光灯下观察,显蓝色荧光。

4) 葛根　取葛根粉末少量在紫外光灯下观察,显亮蓝色荧光。

5) 白芷　取白芷粉末0.5g,加乙醚适量,冷浸,振摇,放置,取上清液2滴,点于滤纸上,置紫外光灯下观察,显黄绿色荧光。

6) 川芎　取川芎横切面置紫外光灯下观察,显亮淡紫色荧光,外皮显暗棕色荧光。

7) 秦艽　取秦艽药材横切面,置紫外光灯下观察,显黄白色或金黄色荧光。

8) 丹参　取丹参粉末5g,加水50mL,煮沸15~20min,放冷,滤过,滤液置水浴上浓缩至黏稠状,放冷后,加乙醇3~5mL使溶解,滤过,滤液做如下试验:取滤液数滴,点于滤纸条上,干后,置紫外光灯下观察,显亮蓝灰色荧光。将此纸条悬挂在氨水瓶中(不接触液面),20min后取出,置紫外光灯(365nm)下观察,显淡亮蓝绿色荧光。

9) 麦冬　取麦冬切片置紫外光灯下观察,显浅蓝色荧光。

10) 苏木　取苏木粉末10g,置带塞试管中,加水50mL,密塞,反复振摇并放置4h,滤过,滤液显橘红色,置紫外光灯下观察,显黄绿色荧光。

取滤液加氢氧化钠试液2滴,显猩红色,置紫外光灯下观察,显蓝色荧光,再加盐酸使之成酸性后,溶液变为橙色,置紫外光灯下观察,显黄绿色荧光。

11) 厚朴　取厚朴粗粉3g,加氯仿30mL,回流30min,滤过。取滤液,在紫外光灯下,顶面观显紫色,侧面观分两层,上层显黄绿色,下层显棕色荧光。

12) 秦皮　取秦皮少许浸入水或乙醇中,浸出液在日光下可见碧蓝色荧光。

13）木瓜　取木瓜粉末1g，加70%乙醇溶液10mL，回流1h，滤过，取滤液备用。取滤液滴于滤纸上，待干，喷三氯化铝试液，干燥后，置紫外光灯下观察，显蓝色荧光。

14）栀子　取栀子粉末0.2g，加水5mL，水浴加热3min，取上清液滴于滤纸上，挥干，置紫外光灯下观察，显天蓝色荧光。

15）石韦　取石韦粉末2g，加95%乙醇溶液20mL回流提取30min，取滤液加蒸馏水6mL，再加石油醚（60~90℃）20mL抽提，分取乙醇层，在水浴上蒸干，残渣加95%乙醇溶液8mL溶解，取溶液滴于滤纸上，干后置紫外光灯下观察。庐山石韦显黄色荧光，石韦与有柄石韦均显蓝色荧光。

16）蜈蚣　取蜈蚣水浸液在紫外光灯（254nm）下观察，呈现亮绿色荧光。

（2）荧光光谱　取天麻粉末38mg，置具塞试管中，加乙醇10mL，密塞，超声波提取60min，离心，取上清液，作为供试品溶液。选择激发波长$\lambda_{ex_{(max)}}$254nm，用荧光分光光度计测定。供试品在302nm和592nm波长处有特征峰。

要点及难点解答

（1）必须指出，并不是所有的中药或其成分都有发生荧光的性质。有些中药本身不发生荧光，但若用酸、碱或荧光染色处理后，就可能使某些成分在紫外光线下变为可见色彩。有的中药附有地衣或有多量霉菌生长，也可能有荧光出现，因此，荧光鉴定还可用于检查某些中药的变质情况。此外，在色谱分析应用上，也可能使吸附在吸附柱上、纸条上及薄层板上的各种成分产生荧光色谱。

（2）中药荧光检查所用的紫外分析灯，在没有特殊注明的情况下，波长均为365nm。

（3）荧光鉴定法灵敏度高，能够测定出10^{-4}~10^{-9}mol/L浓度的荧光物质。

（4）荧光鉴定中药有直接荧光法和间接荧光法两种类型，直接荧光法是根据中药本身所含物质产生荧光的特性直接观察或测定；间接荧光法是利用具有高灵敏度的荧光试剂使无荧光或荧光很弱的中药产生荧光再测定，或通过化学反应使中药中的化学成分产生荧光基团再进行测定。

习题与作业

（1）习题

1）用荧光法鉴定中药的原理与基本方法。

2）总结常用中药荧光定性鉴定的主要特征。

（2）作业　简述实验步骤，记录和分析实验结果。

2.1.2　中药的可见-紫外光谱鉴定

实验课时：4学时。

内 容 提 要

本实验采用可见-紫外光谱法对不同药用部位的9种中药进行品质鉴定。

通过实验掌握可见-紫外光谱鉴定中药的基本理论、基本方法和基本技术。掌握常用中药可见-紫外光谱鉴别的特征。

原　　理

本方法是用分光光度计测定中药中被测物质在紫外光区和可见光区特定的波长处或一定的波长范围光的吸收度，对中药进行定性或定量分析。

（1）紫外光谱法是利用中药中所含成分有不饱和结构及共轭双键结构，在紫外光的照射下，能引起物质内部原子、分子、运动状态的变化，消耗一部分能量后再透射出来，通过棱镜或光栅分成按波长顺序排列的吸收光谱，不同物质产生的紫外吸收光谱各不相同。由于不同中药所含不饱和成分的差异，即根据光谱图所提供的参数，如最大吸收波长、最小吸收波长、肩峰及吸收系数等作为鉴定的依据。

（2）可见吸收度光谱法仅适用鉴定本身具有颜色或能与显色剂作用呈现颜色的中药及其化学成分。

仪器、材料与试剂

（1）仪器与材料

1）仪器　紫外分光光度计，硅胶干燥器，分析天平，锥形瓶，滤纸，漏斗，容量瓶（10mL，100mL，500mL），水浴锅，3号垂熔玻璃漏斗，样品筛，碘量瓶，分液漏斗，索氏提取器，粉碎机等。

2）材料　粉末或药材：红花，五味子，黄芩，半夏，天麻，蟾酥，附子，血竭，赤芍。

（2）试剂　丙酮，无水乙醇，氯仿，甲醇，乙醇，乙醚，氨试液，0.25mol/L 硫酸溶液等。

操 作 步 骤

1）红花

黄色素吸收度测定：取本品置硅胶干燥器中干燥 24h，研成细粉，精密称取 0.1g，置锥形瓶中，加水 150mL，浸泡 1h，时时振摇，用滤纸滤过，滤液置 500mL 量瓶中，用水分数次洗涤滤纸上的残渣至洗液无色，加水至刻度，摇匀，用分光光度法在 401nm 的波长处测吸收度，不得低于 0.40。

红色素吸收度测定：取上述细粉约 0.25g，精密称定，置锥形瓶中，加 80%丙酮溶液 50mL，置 50℃水浴上温浸 90min，放冷，用 3 号垂熔玻璃漏斗滤过，收集滤液于 100mL 量瓶中，用 80%丙酮溶液 25mL 分次洗涤，洗液并入量瓶中，加 80%丙酮溶液至刻度，摇匀，用分光光度法测定在 518nm 的波长处测吸收度，不得低于 0.20。

2）五味子　称取本品粉末（阴干，水分10%～15%，过 20～40 目筛）2 份，每份约 1g，分置于碘量瓶中，各加水、无水乙醇 20.0mL，室温浸泡 2h，振摇，滤过，作为供试品溶液。先将供试品溶液上机扫描测试，吸收度上限超过 3.0 时，应将供试品溶液用相同溶剂稀释至吸收度上限不超过 3.0。水溶液在 285.0nm、208.5nm 处有最大吸收，无水乙醇在 285.0nm、240.0nm 处有最大吸收。

3）蟾酥　取本品 1%的氯仿提取液，蒸干后用甲醇溶解，测定其紫外光谱，在波长 300nm 附近有最大吸收。

4）黄芩　取本品粉末 0.2g，加乙醇 5mL，浸渍 24h，滤过。取滤液，用乙醇稀释为 1mg/mL 的溶液，以乙醇为空白，用紫外分光光度计测定，于 278nm、219nm、320nm±1nm 处有吸收峰。

5）半夏　取本品粉末 0.2g，加乙醇 20mL，放置 12h，滤过，滤液供测试用。供试品在 212nm±3nm、220nm±2nm 处有最大吸收。

6）附子　取黑顺片或白附片粗粉 4g，加乙醚 30mL 与氨试液 5mL，振摇 20min，滤过。滤液置分液漏斗中，加 0.25mol/L 硫酸溶液 20mL，振摇提取，分取酸液测定其紫外光谱，在 231nm 与 274nm 波长处有最大吸收。

7）天麻　取本品粉末 0.2g，加乙醇 10mL，加热回流 1h，滤过。取滤液 1mL，置 10mL 容量瓶中，加乙醇至刻度，摇匀，用分光光度法测定，在 270nm 的波长处有最大吸收或出现 1 个肩峰。

8）血竭　取本品粉末 30.0mg，精密称量，置 50mL 量瓶中，加乙醇适量，浸泡 10min 后用力振摇 20min 使溶解，加乙醇至刻度，摇匀，置 1cm 石英吸收池中，以同批乙醇作空白，照紫外分光光度法测定，在 270nm±1nm 处有最大吸收。

9）赤芍　取本品粉末 0.2g，加乙醇 20mL，放置 12h，滤过，滤液用乙醇稀释，制成 1mg/mL 溶液，测定其紫外吸收光谱，本品在 277nm±2nm 波长处有最大吸收。

要点及难点解答

（1）中药的紫外吸收光谱是多种成分特征吸收光谱叠加而成的，在一定的条件下，中药多成分的组合有一定的规律性，从而在紫外叠加光谱上显示出一定的特异性和稳定性。

（2）分光光度计紫外光区的波长范围 200～400nm；可见光区的波长范围 400～760nm。

（3）测定供试品前，应先检查所用的溶剂在供试品所用的波长附近必须符合下列要求：溶剂和吸收池的吸收度在 220～240nm 范围内不得超过 0.40；在 241～250nm 范围内不得超过 0.20；在 251～300nm 范围内不得超过 0.10；在 300nm 以上不得超过 0.05。

习题与作业

（1）习题

1）用可见-紫外光谱法鉴定中药的原理与基本方法。

2）总结常用中药的紫外光谱定性鉴定的主要特征。

（2）作业　简述实验步骤，记录和分析实验结果。

2.1.3　中药的红外光谱鉴定

实验课时：4 学时。

内 容 提 要

本实验采用红外光谱法对不同药用部位的 6 种中药进行品质鉴定。

通过实验掌握红外光谱鉴定中药的基本理论、基本方法和基本技术。掌握常用中药红外光谱鉴别的特征。

原　理

红外光谱法是以红外区域电磁波连续光谱作为辐射源照射供试品，记录供试品吸收曲线的一种物理光学分析方法。中药的红外光谱鉴定是通过测定其粉末、提取物或化学单体的红外吸收曲线反映中药所含各组分官能团的差异，以鉴别中药的品种和质量，主要用于中药的定性鉴别。

仪器、材料与试剂

(1) 仪器与材料

1) 仪器　红外分光光度计，样品筛，试管，烧杯，容量瓶(5mL)，供试品瓶，粉碎机等。

2) 材料　粉末：黄芩，赤芍，血竭(进口品)，达马胶，松香，全蝎，蝉蜕，天麻。

(2) 试剂　溴化钾，乙醚，50%乙醇溶液等。

操作步骤

1) 黄芩　取本品粉末，采用溴化钾压片法测其红外光谱。本品在 $2927cm^{-1}$、$1614cm^{-1}$、$1027cm^{-1}$ 处有特征峰，在 $1451cm^{-1}$、$1360cm^{-1}$、$1247cm^{-1}$ 处有3个小峰并列出现。

2) 赤芍　取本品粉末(过200目筛)，采用溴化钾压片法测其红外光谱，本品在 $2930cm^{-1}$、$1622cm^{-1}$、$1050cm^{-1}$、$1317cm^{-1}$、$781cm^{-1}$ 处有特征峰。

3) 血竭　取进口血竭乙醚提取物测定其红外光谱，特征吸收峰是 $1120cm^{-1}$、$1610cm^{-1}$(掺假物达马胶的红外吸收峰是 $1380cm^{-1}$、$1460cm^{-1}$、$1707cm^{-1}$，以 $1707cm^{-1}$ 为特征吸收峰；松香的特征吸收峰主要是 $1692cm^{-1}$、$1280cm^{-1}$)。

4) 全蝎　取本品粉末，采用溴化钾压片法测其红外光谱，本品在 $2925cm^{-1}$、$2854cm^{-1}$、$1658cm^{-1}$、$1536cm^{-1}$、$1240cm^{-1}$、$1745cm^{-1}$ 处有特征峰。

5) 蝉蜕　取本品粉末，采用溴化钾压片法测其红外光谱，本品在 $2962cm^{-1}$、$2930cm^{-1}$、$1656cm^{-1}$、$1546cm^{-1}$、$1259cm^{-1}$、$1031cm^{-1}$ 处有特征峰。

6) 天麻　取本品粉末2mg，采用溴化钾压片法测其红外光谱，供试品在 $1700\sim1600cm^{-1}$ 范围内有1个中强的宽吸收，峰位为 $1645cm^{-1}$。

或取本品50%乙醇浸出物(5.0mg/mL)，供试品在 $1510cm^{-1}$ 处有一明显的、尖锐的吸收峰，在 $1235cm^{-1}$ 处有1个明显的宽吸收峰。

要点及难点解答

(1) 用红外光谱法鉴定中药，实质上就是解析红外光谱或与标准光谱进行对照，从红外光谱所提供的信息来确定未知中药的种类及其性质。红外光谱法主要用于中药的定性鉴定，在定性分析中，应选用适宜的样品处理方法及测量条件，以便与标准光谱进行对照。

(2) 红外区的波长范围是 0.76~500μm，在可见光与微波之间，习惯上按红外线的波长将红外波谱分成3个区段，即近红外区、中红外区和远红外区，其中近红外区和远红外区是应用最广泛的区段。进行红外光谱分析时，首先应根据对象不同，采用各种分离手段，保证被测样品的纯度。供试品制备可根据物态的不同采用不同的方法进行，如液体样品采用液膜法和溶液法；固体样品采用压片法、糊剂法、薄膜法、溶液法；气体样品纯化后可直接用气体池进行测定。

(3) 采用红外光谱法鉴定生物类中药，一般应固定供试品的条件，如品种、产地、商品规格、储藏时间或加工方法等。

(4) 供试品的粉末均过200目筛。

习题与作业

(1) 习题

1) 用红外光谱法鉴定中药的原理与基本方法。

2) 总结常用中药的红外光谱定性鉴定的主要特征。

(2) 作业　简述实验步骤，记录和分析实验结果。

2.2　中药的电泳鉴定

实验课时：8学时。

内容提要

本实验采用聚丙烯酰胺凝胶电泳(PAGE)

法对苦杏仁等 7 种中药进行品质鉴定。

通过实验掌握电泳法鉴定中药的基本理论、基本方法和基本技术。掌握常用中药电泳鉴别的特征。

原　　理

电泳是一种分离和鉴定混合物中带电离子的技术。本实验是利用中药含有蛋白质带电荷的成分,在同一电场作用下,由于各组分所带电荷的性质、电荷数目以及分子质量不同,而泳动方向和速度不同,在一定时间内,各成分的泳动率不同,结合谱带数和染色不同达到鉴定的目的。聚丙烯酰胺凝胶电泳是由丙烯酰胺和 *N*,*N*-亚甲基双丙烯酰胺在催化剂作用下聚合交联成三维网状结构的凝胶,并以此为支持物的电泳技术。在电泳开始阶段,由于连续 pH 梯度作用,将供试品压缩成一条狭窄的区带(浓缩效应),再加上整个电泳过程中存在的分子筛效应和电荷效应,从而提高供试品的分离效果。

仪器、材料与试剂

(1) 仪器与材料

1) 仪器　SCR-稳压稳流电泳仪或 CYY-Ⅲ稳压稳流电泳仪,ZVS-100 型垂直板电泳槽,恒温培养箱,离心机,分析天平,扭力天平,真空干燥器,微量进样器,烧杯(100mL,500mL,1000mL),量筒(10mL,100mL,1000mL),刻度吸管(1mL,2mL,10mL),试管,离心管,培养皿,玻璃注射器(5mL,10mL,20mL),剪刀,镊子,研钵,滤纸,粉碎机等。

2) 材料　药材或粉末:苦杏仁,桃仁,蕲蛇,乌梢蛇,金钱白花蛇,小茴香,莳萝子。

(2) 试剂　分离胶缓冲液,分离胶储液,浓缩胶缓冲液,浓缩胶储液,电极缓冲液,40%蔗糖溶液,过硫酸铵溶液,四甲基乙二胺,溴酚蓝指示剂,考马斯亮蓝 R_{250} 染色液,脱色液等。

操 作 步 骤

(1) 聚丙烯酰胺凝胶电泳的基本方法

1) 供试品液的制备　取纯净的供试品约 1g,加入稀释 4 倍的浓缩胶缓冲液(或电极缓冲液、稀醇液等)0.5～1mL,研磨成匀浆,离心 15min(3500r/min),取上清液加等体积的 40%蔗糖溶液,4℃保存,供点样用。

2) 电泳槽的安装　垂直板电泳槽的式样很多,目前流行的是用有机玻璃做的由两个半槽组成的方形或长方形电泳槽。两个半槽之间夹着凝胶模子,模子的两侧形成正负 2 个槽,供装电极缓冲液用。凝胶模子由两块玻璃装入 1 个塑料或硅酮橡胶的夹套内构成。

玻璃板先用热的去污剂轻轻擦洗或用洗液浸泡,然后用水冲洗干净,最后用蒸馏水冲洗,直立干燥,禁止用手接触洁净的玻璃板面。手持玻璃板两边,将两块玻璃板装入夹套内,然后垂直地放入两个半槽之间,长螺杆固定。上螺丝时,要按顺序逐步拧紧,均匀用力。

电泳槽装好后,将琼脂熔化,放冷后注入正极槽的小池内,使在凝胶模子的下部凝结成约 5mm 厚的琼脂层。

3) 分离胶与浓缩胶的制备　将分离胶缓冲液、分离胶储液、过硫酸铵溶液、蒸馏水按 1∶2∶1∶4 的比例(*V*/*V*)混合,配成分离胶液 16mL;将浓缩胶缓冲液、浓缩胶储液、过硫酸铵溶液、40%蔗糖溶液按 1∶2∶1∶4 的比例(*V*/*V*)混合,配成浓缩胶液 4mL。将配好的 2 种胶液及 20～50mL 新鲜蒸馏水置真空干燥器内抽气 20min。

分离胶液中加入四甲基乙二胺 30μL,混匀,立即缓缓注入已安装好的凝胶模子中,注意防止气泡。分离胶液上覆盖约 3mm 厚的蒸馏水,静置 1h 以上,待分离胶与水层间界面清晰时,用滤纸条小心吸净水层。插上电泳槽模板,使其底部距分离胶上层约 1cm。向浓缩胶液中加入四甲基乙二胺 15μL,混匀后注入凝胶模子中,静置 30min,浓缩胶变为乳白色,垂直向上小心取出电泳槽模板。向正负电极槽内加入电极缓冲液共约 800mL,两槽内液面介于高低玻璃板之间。

4) 点样　取供试品溶液 20～40μL,注入电泳槽底部即可。

5) 电泳　将正负极电泳槽分别与电泳仪的正负极相连,在负极槽电极缓冲液中加溴酚蓝指示剂 1～2 滴,打开电源,开始电泳。电泳采用稳流控制,开始时电流 15mA,当供试品进入分离胶后,电流 25mA。为防止温度过高,可将电泳槽放在冰箱内。当溴酚蓝前沿行至距琼脂层约 1cm 时,停止电泳,整个过程约需 3h。

6) 染色与保存　打开电泳槽,取出胶板,标记前沿。将凝胶板浸于考马斯亮蓝 R_{250} 染色液内，37℃染色 1h。染色后用蒸馏水冲去凝胶表面附着的染料，再用脱色液脱色。经常更换脱色液，直到背景清晰为止。凝胶板可放入脱色液中长期保存。

（2）常用中药的电泳鉴定

1）苦杏仁及桃仁　供试品溶液的制备：分取供试品粉末各约 1.0g，分别加入 25%浓缩胶缓冲液 1mL，超声提取 30min，离心 20min（3500r/min），吸取上清液，加入 40%蔗糖溶液（1∶1），混匀。

电泳方法：吸取上述 2 种溶液各 20μL，分别点样于同一聚丙烯酰胺凝胶胶片上，用溴酚蓝示踪，电泳（初始电流 15mA，稳流 25mA），取出胶片，用考马斯亮蓝 R_{250} 溶液染色，脱色至谱带清晰。

结果：苦杏仁有 3 个特征性主谱带，与桃仁有明显的区别。

2）蕲蛇、乌梢蛇及金钱白花蛇　供试品溶液的制备：分取供试品粉末各约 1.0g，加入生理盐水 4mL，研磨成匀浆，离心 15min（4000r/min），取上清液，加入 1 倍量丙酮，离心 15min（4000r/min），加入 1/2 体积的 40%蔗糖液，备用。

电泳方法：吸取上述溶液各 20μL，分别点样于同一聚丙烯酰胺凝胶胶片上，用溴酚蓝示踪。电泳（分离胶浓度为 7.5%，浓缩胶浓度为 2.5%；初始电流 10mA，稳流 15mA）取出胶片，放入 7%乙酸溶液中固定 10min，用 0.2%考马斯亮蓝 R_{250} 染色 30min，取出，用蒸馏水洗，再放入含 20%甲醇和 7%乙酸的脱色液中，脱色 30min。

结果：蕲蛇有七条谱带，一级带 2 条、二级带 3 条、三级带 2 条。乌梢蛇有一级带 3 条，二级带和三级带各 2 条，扩散带 1 条。金钱白花蛇有一级带 2 条、二级带 4 条、三级带 2 条。

3）小茴香　供试品溶液的制备：取小茴香粉末约 1.0g，加入 25%浓缩胶缓冲液 1mL，超声提取 30min，离心 20min（3500r/min），吸取上清液，加入 40%蔗糖溶液（1∶1），混匀备用。

易混药材供试溶液的制备：取莳萝子同上法制备。

电泳方法：吸取上述 2 种溶液各 20μL，分别点样于同一聚丙烯酰胺凝胶胶片上，用溴酚蓝示踪，电泳（初始电流 15mA，稳流 25mA），取出胶片，用考马斯亮蓝 R_{250} 溶液染色，脱色至谱带清晰。

结果：供试品与易混品比较，具有 4 个特征性谱带。

要点及难点解答

（1）经高温或炮制处理的药材，很可能会因蛋白质的失活而难以得到理想的电泳图谱。

（2）新配制的过硫酸铵溶液在 4℃下可保存 1 周。

（3）加蔗糖溶液增加提取液的密度，以便于供试品液沉于样品槽底部。

（4）琼脂层既可导电，又具有密封作用。

（5）一定要将水层彻底除去，且注意不能破坏分离胶的水平表面。

习题与作业

（1）习题

1）用聚丙烯酰胺凝胶电泳鉴定中药的实验步骤与方法。

2）常用中药电泳鉴定的主要特征。

（2）作业　记录实验结果并进行分析，绘制供试品的电泳图谱。

2.3　鹿茸的特异 PCR 鉴定

实验课时：4 学时。

内容提要

本实验采用中药基因鉴定法中的特异 PCR 分析原理与技术，对鹿茸的品质进行鉴定。

通过实验了解生物鉴定法的基本理论、基本方法和基本技术。掌握鹿茸不同品种的特异 PCR 鉴定特征和基本方法。

原　　理

1985 年美国科学家 K. Mullis 及同事发明的聚合酶链式反应（polymerase chain reaction，PCR）技术使人们可以在体外轻易地大规模扩增 DNA 的片段。该技术因此而获得了 1993 年的诺贝尔奖。其原理是在试管中以极少量供试品 DNA 作模板，在一对引物的引导下，通过 DNA 聚合酶的作用和高温变性、适温复性和延伸的循环往复,在1~2h之内将DNA片段合成上百万倍。将不同待测中药(来源于生物的中药)的DNA片段扩增出来比较其异同,就可以准确无误地鉴定中药的分类归属。

基因是物种进化的基础,每种基因在生物一生中都承担其相应的功能,因而,基因的序列是比较保守的,往往某个基因会在种上表现出变异或进化的特征,特异PCR鉴定就是根据这一特点,先对某物种种上群体的特定基因进行序列比较研究,找出序列差异。然后设计出能特异性的鉴别某个物种的特异引物对,并以此引物对来鉴定供试品。

本实验以不同品种鹿茸为材料分别提取的DNA,并以此作为PCR扩增待检模板,用已制备的马鹿茸特异引物对供试品模板进行PCR扩增,扩增结果具有特异性。

仪器、材料与试剂

(1)仪器与材料

1)仪器　PCR基因扩增仪,潜水式凝胶电泳仪,紫外光灯,乳钵,微量进样器,离心机,分析天平,扭力天平,烧杯,量筒,三角瓶,刻度吸管(1mL,2mL,10mL),试管,离心管,培养皿,滤纸等。

2)材料　马鹿茸,花鹿茸。任选其他鹿茸DNA。

(2)试剂　Taq酶(0.9U),10mM/L dNTP(dATP,dCTP,dGTP,dTTP),50mM/L马鹿特异PCR引物对(primer1: 5′ GTTATGTAAACAAGACTGTTCGCCAGAGTACTACCGGC3′,primer2: 5′ TGACTGCAGAGGGTGACGGGCGGTGTGT3′),1.4%琼脂糖溶液,溴化乙锭(EB),25mM/L $MgCl_2$溶液,10×buffer(缓冲溶液),ddH_2O,液氮,1×TAE电泳缓冲液等。

操作步骤

(1)模板的制备　取马鹿茸约0.3g,用刀片刮去表面层,无菌水清洗若干次,晾干,置洁净的乳钵内,加液氮研磨至细粉末,移入10mL的离心管中,用SDS(十二烷基硫酸钠)法提取DNA,作为供试品模板。同法制备梅花鹿茸的DNA,作为对比品模板。

(2)引物的选择　马鹿茸的特异PCR引物对。

(3)PCR扩增反应体系　50μL反应体系(如表2-1),实验设1个DNA空白对照。

表2-1　PCR扩增反应体系

反应物	体积/μL	n个反应
10×buffer	5	×n
$MgCl_2$	3	×n
dNTP	1	×n
primer1	0.2	×n
primer2	0.2	×n
DNA	2(约30ng)	×n
Taq酶	0.3	×n
ddH_2O	38.3	×n

(4)PCR扩增　设DNA空白对照(ck),用同样的引物和PCR条件进行扩增反应。扩增程序:预变性94℃ 6min,72℃ 4min;35个循环,其中94℃ 40s,65℃ 1min,72℃ 1min;后延伸72℃ 6min。4℃保存。

(5)电泳　取扩增产物10μL,用DNA相对分子量标准(200~2000bp)参照,走琼脂糖凝胶电泳(1.4%的琼脂糖凝胶,1×TAE电泳缓冲液),EB染色,置紫外光灯(365nm)下观察,拍照或绘制电泳图谱。

(6)结果分析。

要点及难点解答

(1)PCR是一种体外扩增特定基因或DNA序列的方法,其特异性是由人工合成的引物序列所决定。双链DNA分子在临近水沸点的温度下便会分离成2条单链DNA分子(变性);又在适当的温度条件下,两引物分别与DNA的2条单链特异复性;在链式聚合酶与4种脱氧核苷三磷酸(dNTP)存在及合适温度条件下,引物便按5′→3′方向复制互补DNA(延伸)。这种变性→复性→延伸的过程为1个PCR循环,1个循环使目的模板增加1倍,下1个循环又以上1次的扩增产物作模板,因而,PCR扩增是以2^n倍数扩增。理论上讲,一般经过30个循环反应,DNA扩增量10^6~10^9倍。

(2)本方法可用于含有鹿茸中成药中原料药的品种鉴定和质量控制。

(3)PCR基因扩增的最大优点是操作简单、结果可靠。

(4) 本实验结果与不同来源的鹿茸比较,马鹿茸在约 350bp 处应有 1 条特征性扩增谱带。

(5) PCR 扩增十分灵敏,模板和试剂污染、实验条件的改变都会影响 PCR 扩增的特异性,因而造成无扩增或扩增产物不能成带等现象。影响实验结果的主要因素有不同生产公司或同一公司不同批号的 Taq 酶、引物的浓度、退火温度等。

习题与作业

(1) 习题

1) 特异 PCR 鉴定中药的原理、基本步骤和方法。

2) 影响 PCR 扩增特异性的主要因素及其解决办法。

3) 生物鉴定法在中药鉴定中的应用范围及实用价值。

(2) 作业　简述实验步骤,记录并分析实验结果。

2.4　中药的安全性检测

实验课时:6 学时。

2.4.1　中药的农药残留量测定

内容提要

本实验采用《中华人民共和国药典》(一部,2005 年版)规定的基本方法,测定中药有机氯农药残留量,以控制其质量和保证用药的安全性。

通过实验熟悉中药有机氯农药残留量测定的基本方法和步骤。

原　　理

用气相色谱法将中药残留的有机氯农药六六六(α-BHC,β-BHC,γ-BHC,δ-BHC)、滴滴涕(pp'-DDE,pp'-DDD,op'-DDT,pp'-DDT)和五氯硝基苯(PCNB)9 个组分进行分离,根据各组分的量(重量或在载气中的浓度)与检测的响应值(通常表现为峰面积)成正比的关系,采用外标法计算含量。

仪器、材料与试剂

(1) 仪器与材料

1) 仪器　气相色谱仪,容量瓶(5mL,10mL,1000mL),锥形瓶,刻度浓缩瓶,分析天平,量筒,超声提取器,离心机,旋转蒸发器,微量进样器,试管,烧杯,粉碎机等。

2) 材料　药材:甘草。

标准品:α-BHC,β-BHC,γ-BHC,δ-BHC,pp'-DDE,pp'-DDD,op'-DDT,pp'-DDT,PCNB。

(2) 试剂　石油醚(60~90℃),丙酮,氯仿,二氯甲烷,无水硫酸钠,硫酸等。

操 作 步 骤

(1) 标准品储备液的制备　精密称取六六六(BHC)(α-BHC,β-BHC,γ-BHC,δ-BHC),滴滴涕(DDT)(pp'-DDE,pp'-DDD,op'-DDT,pp'-DDT)及五氯硝基苯(PCNB)农药对照品适量,用石油醚(60~90℃)分别制成每 1 毫升约含4~5μg 的溶液,即得。

(2) 混合对照品储备液的制备　精密量取上述各对照品储备液 0.5mL 置 10mL 量瓶中,用石油醚(60~90℃)稀释至刻度,即得。

(3) 混合标准品溶液的制备　精密量取上述混合标准品储备液,用石油醚(60~90℃)制成每 1L 含 0μg、1μg、5μg、10μg、50μg、100μg、500μg 浓度系列,即得。

(4) 供试品溶液制备　取供试品于 60℃ 干燥 4h,粉碎成细粉,取约 2g,精密称定,置 100mL 具塞锥形瓶中,加水 20mL 浸泡过夜,加丙酮 40mL,称定,超声处理 30min,放冷,用丙酮补足减失的重量,再加氯化钠约 6g 及二氯甲烷 30mL,称定,超声处理 15min,用二氯甲烷补足减失的重量,静置使分层,将有机相迅速移入装有适量无水硫酸钠的 100mL 具塞锥形瓶中,放置 4h。精密量取 35mL,于 40℃ 水浴减压浓缩至近干,加少量石油醚(60~90℃)如前反复操作至二氯甲烷及丙酮除净,用石油醚(60~90℃)溶解并转移至 10mL 具塞刻度离心管中,加石油醚(60~90℃)至 5mL。小心加入硫酸 1mL,振摇 1min,离心(3000 r/min) 10min。精密量取上清液 2mL 置具刻度的浓缩瓶(图 2-1)中,连接旋转蒸发器,

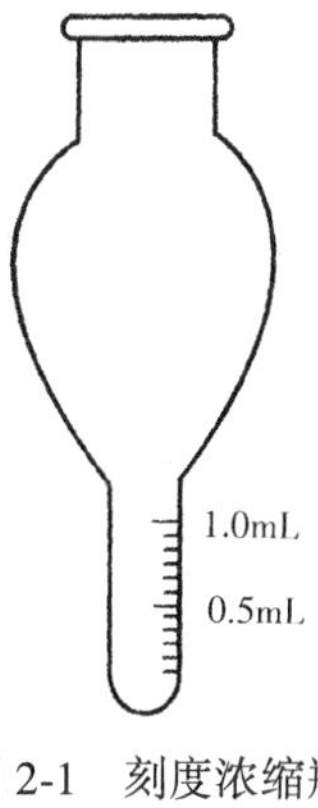

图 2-1　刻度浓缩瓶

40℃下(或用氮气)将溶液浓缩至适量,精密稀释至1mL,即得。

(5) 测定

1) 色谱条件与系统适用性试验 弹性石英毛细管柱(30m×0.32mm×0.25μm) SE-54(或DB-1701),^{63}Ni-EDC电子捕获检测器。进样口温度230℃;检测器温度300℃。不分流进样。

程序升温:初始100℃,每分钟10℃升至220℃,每分钟8℃升至250℃,保持10min。理论板数按α-BHC峰计算,不低于10^6,两个相邻色谱峰的分离度应大于1.5。

2) 测定法 分别精密吸取供试品溶液和与之相对应浓度的混合标准品溶液各1μL,分别连续进样3次,取3次平均值,按外标法计算供试品中9种农药残留量。

要点及难点解答

(1) 有机氯农药残留量的测定亦可用高效液相色谱法测定,如DDT可在18min内获得分离。

(2) 有机氯农药不溶于水,在有机溶剂中溶解度大,故处理样品时常用苯、丙酮、氯仿、乙醚等提取。纯化时选用柱色谱或溶液萃取以除去干扰杂质,根据需要选择适当的洗脱液或萃取液。对于含油脂较多的供试品可在酸性或中性条件下采用水蒸气蒸馏法,蒸馏液用苯或氯仿萃取,再纯化,得供试品溶液。

(3) 供试品若为制剂,取样量应相当于2g药材。

习题与作业

(1) 习题

1) 有机氯农药残留量检测的基本步骤和方法。

2) 甘草中农药残留量的限度标准。

(2) 作业 简述实验步骤,记录和分析实验结果,根据实验结果确定供试品是否符合药用标准。

2.4.2 中药的重金属检查

内容提要

本实验采用《中华人民共和国药典》(一部,2005年版)规定的基本方法,对部分中药中重金属的含量进行检测,以控制其质量和保证用药的安全性。

通过实验熟悉中药常见重金属检查的方法和限量要求。

原 理

重金属系指在实验条件下能与硫代乙酰胺(或硫化钠)作用显色的金属杂质。常见的重金属离子Ag^{+}、Pb^{2+}、Bi^{3+}、Cu^{2+}、Sb^{3+}、As^{3+}、Sn^{2+}、Ni^{2+}、Cb^{2+}、Zn^{2+}、Hg^{2+}等,在微酸性溶液中均能生成不溶性硫化物;而Hg^{2+}、Pb^{2+}、Bi^{3+}、Cu^{2+}、Co^{2+}、Fe^{2+}、Mn^{2+}、Ni^{2+}、Cb^{2+}、Zn^{2+}等离子,在碱性溶液中均能生成不溶性硫化物。

在一定量已知浓度的铅盐[$Pb(NO_3)_2$或$Pb(Ac)_2$]溶液中,加入硫代乙酰胺(或硫化钠)试液,将所得含PbS的有色胶体溶液与定量供试品溶液同法处理后所得的胶体溶液相比较,由两者色泽的深浅即可判断供试品中重金属的含量是否符合规定的标准。

仪器、材料与试剂

(1) 仪器与材料

1) 仪器 容量瓶(100mL,1000mL),纳氏比色管,吸管,烧杯,分析天平,锥形瓶,量筒等。

2) 材料 药材:冰片(合成龙脑)。微孔滤膜(孔径3μm)。

(2) 试剂 硝酸铅,硝酸,乙酸盐缓冲液(pH3.5),稀焦糖溶液,硫代乙酰胺试液,盐酸,维生素C等。

操 作 步 骤

(1) 标准铅溶液的制备 称取硝酸铅0.160g,置1000mL量瓶中,加硝酸5mL与水50mL溶解后,用水稀释至刻度,摇匀,作为储备液。

临用前,精密量取储备液10mL,置100mL量瓶中,加水稀释至刻度,摇匀,即得(每1毫升相当于10μg的Pb)。

(2) 供试品溶液的制备 取冰片2g,加乙醇23mL溶解后,加稀乙酸溶液2mL,备用。

(3) 测定方法 取25mL纳氏比色管2支,甲管中加标准铅溶液一定量与乙酸盐缓冲液(pH3.5)2mL后,加乙醇稀释成25mL,乙管中加入供试品溶液25mL。若供试品溶液带颜色,可在甲管中滴加少量的稀焦糖溶液，使之与乙管一致；再在甲、乙两管中分别加硫代乙酰胺试液各 2mL，摇匀，放置 2min，同置白纸上，自上向下透视，乙管中显出的颜色与甲管比较，不得更深。

要点及难点解答

（1）中药中重金属的检查可按现版药典中的规定执行。

（2）冰片中重金属的含量不得过百万分之五。

（3）供试品也可以选用阿胶、石膏、芒硝等。

（4）在测定中，如在甲管中滴加稀焦糖溶液仍不能使颜色一致时，可取该药品项下规定的 2 倍量的供试品和试液，加水或该药品项下规定的溶剂使成 30mL，将溶液分成甲、乙二等份，乙管中加水或该药品项下规定的溶剂稀释成 25mL；甲管中加入硫代乙酰胺试液 2mL，摇匀，放置 2min，经滤膜（孔径 3μm）滤过，然后甲管中加入标准铅溶液一定量，加水或该药品项下规定的溶剂使成 25mL；再分别在乙管中加硫代乙酰胺试液 2mL，甲管中加水 2mL，照上述方法比较，即得。

1）供试品如含高铁盐影响重金属检查时，可取该药品项下规定方法制成的供试品溶液，加维生素 C 0.5~1.0g，并在对照液中加入相同量的维生素 C，再照上述方法检查。

2）配制供试品溶液时，如使用的盐酸超过 1.0mL（或与盐酸 1.0mL 相当的稀盐酸溶液），氨试液超过 2mL，或加入其他试剂进行处理者，除另有规定外，对照液中应取同样同量的试剂置瓷皿中蒸干后，加乙酸盐缓冲液（pH3.5）2mL 与水 15mL，微热溶解后，移置纳氏比色管中，加标准铅溶液一定量，再用水稀释成 25mL。

习题与作业

（1）习题

1）中药中常见的重金属及其检测原理。

2）冰片（合成龙脑）中重金属的含量限度标准。

（2）作业　简述实验步骤，记录和分析实验结果，根据实验结果确定供试品是否符合药用标准。

2.4.3 中药的砷盐检查

内容提要

本实验采用《中华人民共和国药典》（一部，2005 年版）规定的基本方法，对中药中的砷盐进行检测，以控制其质量和保证用药的安全性。

通过实验熟悉中药砷盐检测的方法和限量要求。

原　　理

古蔡法：锌与酸作用生成新生态氢，与供试品中的砷化合生成具有挥发性的砷化氢，根据砷化氢的量与氯化汞或溴化汞试纸作用产生黄色、棕色或黑棕色的砷斑，与一定量标准砷溶液用同法处理所得的砷斑比较，便可测出供试品中含砷盐的量。本法的灵敏度为 0.001mg。

反应式：

$$As^{3+}+3Zn+3H^{+} \longrightarrow 3Zn^{2+}AsH_3$$

$$AsO_3^{3-}+3Zn+9H^{+} \longrightarrow 3Zn^{2+}+3H_2O+AsH_3$$

$$AsO_4^{3-}+4Zn+11H^{+} \longrightarrow 4Zn^{2+}+4H_2O+AsH_3$$

$$AsH_3+3HgBr_2 \longrightarrow 3HBr+As(HgBr)_3\text{（黄色）}$$

$$2As(HgBr)_3+AsH_3 \longrightarrow 3AsH(HgBr)_2\text{（棕色）}$$

$$As(HgBr)_3+AsH_3 \longrightarrow 3HBr+As_2Hg_3\text{（黑棕色）}$$

五价砷在酸性溶液中也能被金属锌还原为砷化氢，但生成砷化氢的速度较三价砷慢，故在反应液中加入碘化钾及酸性氯化亚锡将五价砷还原为三价砷，碘化钾被氧化生成的碘又可被氯化亚锡还原为碘离子。

$$AsO_4^{3-} + 2I^- + 2H^+ \longrightarrow AsO_3^{3-} + I_2 + H_2O$$

$$AsO_4^{3-} + Sn^{2+} + 2H^+ \longrightarrow AsO_3^{3-} + Sn^{4+} + H_2O$$

$$I_2 + Sn^{2+} \longrightarrow 2I^- + Sn^{4+}$$

溶液中的碘离子与反应中产生的锌离子能形成络合物，使生成砷化氢的反应不断进行。

$$4I^- + Zn^{2+} \longrightarrow ZnI_4^{2-}$$

氯化亚锡又可与锌作用，在锌粒表面生成锌锡齐，起去极化作用，从而使氢气均匀而连续地发生。

乙酸铅棉花是用来除去供试品及锌粒中可能存在的硫化物，因在酸性溶液中硫化物即生成硫化氢气体，能与溴化汞作用生成硫化汞色斑，而影响其结果，故用乙酸铅棉花吸收硫化氢。

仪器、材料与试剂

（1）仪器与材料

1）仪器　砷盐测定装置（古蔡法使用的装置），容量瓶（100mL，1000mL），水浴锅，吸管，烧杯，分析天平，锥形瓶，量筒等。

2）材料　药材：石膏。乙酸铅棉花。

（2）试剂和试纸　盐酸溶液，三氧化二砷，稀硫酸溶液，20%氢氧化钠溶液，溴化汞试纸，碘化钾试液，酸性氯化亚锡试液，锌粒等。

操作步骤

（1）标准砷溶液的制备　称取三氧化二砷0.132g，置1000mL量瓶中，加20%氢氧化钠溶液5mL溶解后，用适量的稀硫酸溶液中和，再加稀硫酸溶液10mL，用水稀释至刻度，摇匀，作为储备液。

临用前，精密量取储备液10mL，置1000mL量瓶中，加稀硫酸溶液10mL，用水稀释至刻度，摇匀，即得（每1毫升相当于1μg的As）。

（2）供试品溶液的制备　取石膏粉末1g，加盐酸5mL，加水至23mL，加热使溶解，放冷，备用。

（3）测定仪器安装　如图2-2。A为100mL标准磨口锥形瓶；B为中空的标准磨口塞，上连导气管C（外径8.0mm，内径6.0mm），全长约180mm；D为具孔的有机玻璃旋塞，其上部为圆形平面，中央有一圆孔，孔径与导气管C的内径一致，其下部孔径与导气管C的外径相适应，将导气管C的顶端套入旋塞下部孔内，并使管壁与旋塞的圆孔相吻合，黏合固定；E为中央具有圆孔（孔径6.0mm）的有机玻璃旋塞盖，与D紧密吻合。

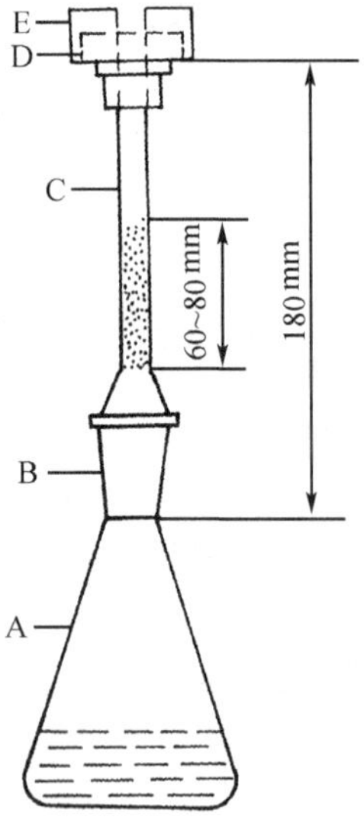

图2-2　古蔡法使用的砷盐测定装置

测试时，于导气管C中装入乙酸铅棉花60mg（装管高度为60~80mm），再于旋塞D的顶端平面上放一片溴化汞试纸（试纸大小以能覆盖孔径而不露出平面外为宜），盖上旋塞盖E并旋紧，即得。

（4）标准砷斑的制备　精密量取标准砷溶液2mL，置A瓶中，加盐酸5mL与水21mL，再加碘化钾试液5mL与酸性氯化亚锡试液5滴，在室温放置10min后，加锌粒2g，立即将照上法装好的导气管C密塞于A瓶上，并将A瓶置25~40℃水浴中，反应45min，取出溴化汞试纸，即得。

若供试品需经有机破坏后再行检砷，则应取标准砷溶液代替供试品，照各药品项下规定的方法同法处理后，依法制备标准砷斑。

（5）检查法　取供试品溶液，置A瓶中，照标准砷斑的制备，自“再加碘化钾试液5mL”起，依法操作。将生成的砷斑与标准砷斑比较，不得更深。

要点及难点解答

（1）供试品也可以选用芒硝、阿胶、注射用双黄连。

（2）乙酸铅脱脂棉花系取脱脂棉1.0g，浸入乙酸铅试液与水的等容混合液12mL中，湿透后，挤压除去过多的溶液，并使之疏松，在100℃以下干燥后，储于玻璃塞瓶中备用。

（3）所用仪器和试液等照本法检查，均不应生成砷斑，或至多生成仅可辨认的斑痕。

（4）制备标准砷斑或标准砷对照液，应与供试品检查同时进行。

（5）本法所用锌粒应无砷，以能通过10目筛的细粒为宜，如使用的锌粒较大时，用量应酌情增加，反应时间亦应延长为1h。

（6）因为2μg砷所产生的砷斑色度最灵敏，所以最好是取2mL标准砷溶液来做对照标准，供试品含砷的限度各有不同，可按规定改变供试品的取用量，来与标准砷斑比较，但不宜改变标准砷的量来与供试品比较，因为标准砷斑过深和过浅都会影响比色的正确性。

(7) 乙酸铅棉花用量多或塞得过紧会影响砷化氢的通过,控制了乙酸铅棉花填充的松紧度,既能免除硫化氢的干扰(1000μg S^{2-}存在也不干扰测定),又可使砷化氢在反应中保持干燥及避光。

习题与作业

(1) 习题

1) 砷盐的检测原理和基本方法。

2) 石膏中砷盐的含量限度标准。

(2) 作业 简述实验步骤,记录和分析实验结果,根据实验结果确定供试品是否符合药用标准。

2.5 大黄中蒽醌成分的含量测定

实验课时:2 学时。

内 容 提 要

本实验采用高效液相色谱法测定大黄中大黄素和大黄酚的含量,以控制其质量。

通过实验掌握高效液相色谱法用于中药中蒽醌类成分含量测定的色谱条件和基本方法。

原 理

高效液相色谱法将中药中的被测组分进行分离,根据组分的量与检测的响应值(通常表现为峰面积)成正比的关系,采用外标法计算含量。其定量分析的过程一般分为4个步骤:色谱分离过程、峰面积测量、计算、实验数据的统计分析。

仪器、材料与试剂

(1) 仪器与材料

1) 仪器 高效液相色谱仪,微量进样器,圆底烧瓶,冷凝管,超声提取器,分液漏斗,分析天平,容量瓶(25mL,50mL,1000mL),水浴锅,滤纸,漏斗,吸管,烧杯,分析天平,锥形瓶,粉碎机,样品筛,量筒,试管等。

2) 材料 药材:大黄。

对照品:大黄素,大黄酚。

(2) 试剂 甲醇,2.5mol/L 硫酸溶液,氯仿,无水硫酸钠,0.1%磷酸溶液等。

操 作 步 骤

(1) 对照品溶液的制备 精密称取大黄素、大黄酚对照品各5mg,分别置50mL量瓶中,用甲醇溶解并稀释至刻度,摇匀。分别精密量取大黄素溶液1mL、大黄酚溶液2mL,分别置25mL量瓶中,加甲醇至刻度,摇匀(大黄素每1毫升中含4μg、大黄酚每1毫升中含8μg)。

(2) 供试品溶液的制备 取大黄粉末(过65目筛)约0.1g,精密称定,置50mL锥形瓶中,精密加甲醇25mL,称定重量,加热回流30min,放冷,再称定重量,用甲醇补足减失的重量,摇匀,滤过,精密量取续滤液5mL,置50mL圆底烧瓶中,挥去甲醇,加2.5mol/L硫酸溶液10mL,超声处理5min,再加氯仿10mL,加热回流1h,冷却,移置分液漏斗中,用少量氯仿洗涤容器,并入分液漏斗中,分取氯仿层,酸液用氯仿萃取两次,每次约8mL,合并氯仿液,以无水硫酸钠脱水,氯仿液移置100mL锥形瓶中,挥去氯仿,残渣精密加甲醇10mL,称定重量,置水浴中微热溶解残渣,放冷后,再称定重量,用甲醇补足减失的重量,摇匀,滤过,取续滤液备用。

(3) 测定方法

1) 色谱条件与系统适用性试验 填充剂:十八烷基硅烷键合硅胶。

流动相:甲醇-0.1%磷酸溶液(85:15)。

检测波长:254nm。

理论板数:按大黄素峰计算应不低于1500。

2) 分别精密吸取上述2种对照品溶液与供试品溶液各5μL,注入液相色谱仪测定。

(4) 计算 测定供试品的水分后计算大黄素和大黄酚的含量。

要点及难点解答

(1) 大黄按干燥品计算,含大黄素($C_{15}H_{10}O_5$)和大黄酚($C_{15}H_{10}O_4$)的总量不得少于0.50%。

(2) 大黄的水分测定用烘干法。测定方法参见药典。

(3) 所用的仪器为高效液相色谱仪,供试品为药典收载的品种,色谱柱的填充剂和流动相的组分应按各该品种项下的规定。常用的色谱柱填充剂有硅胶,用于正相色谱;化学键合固定相,根据键合的基因不同可用于反相或正相色谱,其中最常用的是十八烷基硅烷键合硅胶,可用于反相色谱或离子对色谱;离子交换填充剂,用于离子交换色谱;凝胶或玻璃微球等填充剂,用于分子排阻色谱等。进样量一般为数微升,除另有规定外,柱温为室温,紫外检测器。

习题与作业

(1) 习题

1) 用高效液相色谱法测定中药中蒽醌类成分的基本步骤和方法。

2) 大黄中主要化学成分及其含量限度标准。

(2) 作业　简述实验步骤,记录和分析实验结果,根据实验结果确定供试品是否符合药用标准。

2.6　紫草中羟基萘醌总色素的含量测定

实验课时:2 学时。

内 容 提 要

本实验采用可见分光光度法测定紫草中羟基萘醌总色素的含量,以控制其质量。

通过实验掌握可见分光光度法用于中药色素类成分含量测定的基本方法。

原　　理

可见分光光度法是通过比较中药溶液颜色对光的吸收度,以鉴定其某种成分或组分含量的方法。

仪器、材料与试剂

(1) 仪器与材料

1) 仪器　可见-紫外分光光度计,分析天平,容量瓶(25mL,100mL),吸管(5mL),烧杯,量筒,试管,粉碎机,样品筛,干燥箱等。

2) 材料　药材:紫草。

(2) 试剂　乙醇。

操 作 步 骤

(1) 供试品溶液的制备　取紫草适量,于50℃干燥 3h,粉碎,过 50 目筛。精密称取约 0.5g,置 100mL 量瓶中,加乙醇稀释至刻度,4h 内时时振摇,滤过,弃去初滤液,精密吸取滤液 5mL 于 25mL 量瓶中,加乙醇稀释至刻度,摇匀。

(2) 吸收度的测定　用分光光度法在 516nm 波长处测定吸收度,记录结果。

(3) 计算　按左旋紫草素($C_{16}H_{16}O_5$)的吸收系数($E_{1cm}^{1\%}$)为 242 计算含量。

计算公式:$A = ECL$

要点及难点解答

(1) 由于紫草生长年限、枯朽程度、皮部厚薄等多种原因,差异较大,故供试品取样适量以 50g 左右为宜。

(2) 羟基萘醌色素类成分在乙醇中加热回流易被破坏,所以采用室温条件下浸出,浸出 4h 可达平衡。

(3) 紫草含羟基萘醌总色素以左旋紫草素($C_{16}H_{16}O_5$)计算,不得少于 0.80%。

(4) 紫草的主要成分认为是 2 位带有侧链的萘醌色素类,其母核为紫草素,在植物体内通常以酯的形式存在。左旋紫草素及其酯类均能溶于乙醇呈稳定的红色。左旋紫草素乙醇溶液最大吸收波长在 516nm,而紫草药材的乙醇溶液最大吸收波长均值为 520nm,与左旋紫草素略有偏移;左旋紫草素浓度在 5~30μg/mL 时与吸收度量线性关系。

(5) 实验使用的乙醇,在没有标明浓度的情况下,均为 95%的乙醇溶液。

(6) 吸收度测定时,要做重复实验。

(7) 使用本法进行鉴定时,一般应取对照品同时操作,除另有规定外,本法所用的空白溶液系指用同体积的溶剂代替对照品或供试品溶液,然后依次加入相应的同体积的同种试剂,并用同样方法处理。

习题与作业

(1) 习题

1) 用可见分光光度法测定中药中色素类成分含量的基本步骤和方法。

2) 紫草中主要化学成分及其含量限度标准。

(2) 作业　简述实验步骤,记录和分析实验结果,根据实验结果确定供试品是否符合药用标准。

2.7 大青叶中靛玉红的含量测定

实验课时:2学时。

内容提要

本实验采用薄层扫描法测定大青叶中靛玉红的含量,以控制其质量。

通过实验掌握薄层扫描法用于中药中生物碱类成分含量测定的基本方法。

原理

薄层扫描法系指用一定波长的光照射在薄层板上,对薄层色谱中有吸收紫外光或可见光的斑点或经激发后能发射出荧光的色谱斑点进行扫描,即用反射法或透射法测定光束的强度,将其积分数据与浓度作图或与对照品比较,从而计算供试品中被测组分的含量。也可用数据处理机直接计算含量。

仪器、材料与试剂

(1)仪器与材料

1)仪器 薄层扫描仪,索氏提取器,水浴锅,分析天平,硅胶G薄层板,微量进样器,容量瓶(250mL),吸管,烧杯,量筒,试管,粉碎机,样品筛等。

2)材料 药材:大青叶。

对照品:靛玉红。

(2)试剂 氯仿,苯,丙酮。

操作步骤

(1)供试品溶液的制备 取大青叶粗粉1g,精密称定,置索氏提取器中,加氯仿100mL,加热回流6h,提取液浓缩至适量,转移置250mL量瓶中,加氯仿至刻度,摇匀。

(2)对照品溶液的制备 以靛玉红为对照品,用氯仿制成1mL含0.07mg的溶液。

(3)薄层色谱 吸取供试品溶液10μL或15μL,对照品溶液4μL与8μL,分别交叉点于同一硅胶G薄层板上,以苯-氯仿-丙酮(5:4:1)为展开剂,展开,取出,晾干。

(4)测定方法 在薄层板上覆盖同样大小的玻璃板,周围用胶布固定,用薄层扫描法进行扫描。扫描波长:λ_S 540nm,λ_R 700nm。

(5)计算 测量供试品和对照品的吸收度积分值,计算(测定供试品的水分后计算)。

要点及难点解答

(1)薄层扫描的检测方法有吸收法(可见或紫外)和荧光法,测定方法有反射法和透射法,扫描方式有双波长和单波长、锯齿和线性扫描。各种供试品应选择适当的色谱条件展开后才能得到最佳的效果。一般对有吸收的供试品,采用双波长、锯齿扫描、反射法;对能产生荧光的供试品,采用荧光法。

(2)本方法用于中成药复方制剂中化学成分的含量测定,可用相应的原料药按需要组合做阴、阳对照,然后比较其薄层扫描图谱或积分数据加以鉴别。

(3)大青叶按干燥品计算,含靛玉红($C_{16}H_{10}N_2O_2$)不得少于0.08%。

(4)大青叶的水分测定用烘干法。测定方法参见药典。

习题与作业

(1)习题

1)用薄层扫描法测定中药中生物碱类成分的基本步骤和方法。

2)大青叶中主要化学成分及其含量限度标准。

(2)作业 简述实验步骤,记录和分析实验结果,根据实验结果确定供试品是否符合药用标准。

2.8 淫羊藿中总黄酮的含量测定

实验课时:2学时。

内容提要

本实验采用紫外分光光度法测定淫羊藿中总黄酮的含量,以控制其质量。

通过实验掌握紫外分光光度法用于中药中黄酮类成分含量测定的基本方法。

原理

应用紫外分光光度法进行定量分析的原理,以Lambert-Beer定律为基础,即物质在一定波长处的吸收度与该物质的浓度之间呈线性关系。因此,只要选择一确定的波长测定溶液的吸收度,便可根据公式 $A = ECL$ 计算被测物质的浓度。

仪器、材料与试剂

(1) 仪器与材料

1) 仪器　紫外分光光度计,容量瓶(5mL,50mL),锥形瓶,超声波提取器,分析天平,量筒,吸管,漏斗,滤纸,称量纸,烧杯。

2) 材料　药材:淫羊藿叶。

对照品:淫羊藿苷。

(2) 试剂　甲醇,稀乙醇等。

操作步骤

(1) 供试品溶液的制备　取淫羊藿叶片粉末(过40目筛)约0.2g,精密称定,置50mL具塞锥形瓶中,精密加入稀乙醇溶液20mL,密塞,称定重量,超声处理1h,再称定重量,用稀乙醇补足减失的重量,摇匀,滤过,取续滤液0.5mL,置50mL量瓶中,加甲醇至刻度。

(2) 对照品溶液的制备　取淫羊藿苷对照品,加甲醇制成每1毫升含10μg的溶液。

(3) 测定方法　分别取供试品溶液和对照品溶液,以试剂为空白,用分光光度计在270nm波长处测定吸收度。

(4) 计算　用比较法以干燥品计算(测定供试品的水分后计算)。

要点及难点解答

(1) 紫外分光光度法不仅可对中药中单一组分进行定量分析,同时也可测定其混合物中某组分的含量。主要方法有标准曲线法和比较法。

(2) 淫羊藿的水分测定用烘干法。测定方法参见药典。

(3) 淫羊藿叶按干燥品计算,含总黄酮以淫羊藿苷($C_{33}H_{40}O_{15}$)计算,不得少于5.0%。

习题与作业

(1) 习题

1) 用紫外分光光度法测定中药中黄酮类成分的基本步骤和方法。

2) 淫羊藿中主要化学成分及其含量限度标准。

(2) 作业　简述实验步骤,记录和分析实验结果,根据实验结果确定供试品是否符合药用标准。

2.9　斑蝥中斑蝥素的含量测定

实验课时:2学时。

内容提要

本实验采用气相色谱法测定斑蝥中斑蝥素的含量,以控制其质量。

通过实验掌握气相色谱法用于中药中易挥发性成分含量测定的基本方法。

原　理

用气相色谱法将中药中被测组分进行分离,根据各组分的量(重量或在载气中的浓度)与检测的响应值(通常表现为峰面积)成正比的关系,采用外标法计算含量。

仪器、材料与试剂

(1) 仪器与材料

1) 仪器　气相色谱仪,容量瓶(50mL),锥形瓶,滤纸,漏斗,量筒,试管,烧杯等。

2) 材料　药材:斑蝥。

对照品:斑蝥素。

(2) 试剂　氯仿。

操作步骤

(1) 对照品溶液的制备　取斑蝥素适量,精密称定,加氯仿制成1mL含1mg的溶液,即得(必要时可稀释)。

(2) 供试品溶液的制备　取斑蝥粗粉约1g,精密称定,置具塞锥形瓶中,加氯仿30mL,振摇15min,放置6h,滤过,滤液置50mL量瓶中,用氯仿洗涤残渣与滤纸,洗液滤入同一量瓶中,加氯仿至刻度,摇匀。

(3) 测定方法

1) 色谱条件　固定液:甲基硅胶(SE-30)。

涂布浓度:3.5%。

柱温:175℃±10℃。

理论板数:按斑蝥素峰计算不低于2600。

2) 测定　分别精密吸取对照品溶液和供试

品溶液各 2μL，注入气相色谱仪测定。

（4）计算百分含量。

要点及难点解答

（1）用气相色谱法测定斑蝥中的斑蝥素，提取操作简便，斑蝥体内的脂肪和色素成分均不出峰，斑蝥素的峰与溶剂峰达到分离，而且峰形对称，故可用峰面积法和峰高法计算含量。斑蝥素的保留时间约为 3min，一般在 5min 后可继续进样。

（2）气相色谱法主要用于含挥发性成分的中药鉴定。

（3）斑蝥由于品种、产地和采收时间等原因，斑蝥素的含量差异较大，小斑蝥的平均含量较大斑蝥为高。斑蝥含斑蝥素（$C_{10}H_{12}O_4$）不得少 0.35%。

（4）气相色谱的分析方法分为峰面积测量法和计算法两大类。峰面积测量法主要包括峰高乘半峰宽法、峰高乘基线宽度法、峰高乘保留时间法、剪纸称重法、积分仪测量法。计算法主要包括外标法、面积归一化法、内标法和追加法。

习题与作业

（1）习题

1）用气相色谱法测定中药中易挥发性成分的基本步骤和方法。

2）斑蝥中主要化学成分及其含量限度标准。

（2）作业　简述实验步骤，记录实验结果，根据实验结果确定供试品是否符合药用标准。

2.10　朱砂中硫化汞的含量测定

实验课时：2 学时。

内容提要

本实验采用容量法测定朱砂中硫化汞的含量，以控制其质量。

通过实验掌握容量法用于矿物类中药中无机成分含量测定的基本方法。

原　理

在供试品中加硫酸-硝酸钾溶液，分解硫化汞并生成硫酸汞、硫酸钾和亚硝酸，加适量的高锰酸钾除去亚硝酸后，再用硫酸亚铁除去多余的高锰酸钾。以 Fe^{3+} 离子为指示剂，用 0.1mol/L 硫氰酸铵滴定液滴定至浅红色，根据消耗的 0.1mol/L 硫氰酸铵滴定液的量，计算朱砂中硫化汞的含量。

即：在一定的条件下，Hg^{2+} 与 CNS^- 形成一种稳定的化合物 $Hg^{2+}+2CNS^- \rightarrow Hg(CNS)_2$，用 Fe^{3+} 作为指示剂，生成血红色的 $Fe(CNS)_2^+$。

$$Fe^{3+}+3CNS^- \rightarrow Fe(CNS)_3$$

$$Fe(CNS)_3 \rightarrow \underset{\text{血红色}}{Fe(CNS)_2^+} + CNS^-$$

仪器、材料与试剂

（1）仪器与材料

1）仪器　锥形瓶，分析天平，电炉子，滴定管，烧杯，吸管等。

2）材料　药材：朱砂。

（2）试剂　硫酸铁铵指示液，2%硫酸亚铁溶液，1%高锰酸钾溶液，硫酸，硝酸钾，0.1mol/L 硫氰酸铵滴定液等。

操 作 步 骤

（1）供试品溶液的制备　取朱砂粉末约 0.3g，精密称定，置锥形瓶中，加硫酸 10mL 与硝酸钾 1.5g 加热使溶解，放冷。

（2）测定方法　取供试品溶液，加水 50mL，加 1%高锰酸钾溶液至显粉红色，再滴加 2%的硫酸亚铁溶液至红色消失后，加硫酸铁铵指示液 2mL，用 0.1mol/L 硫氰酸铵滴定液滴定。

（3）计算　按 1mL 0.1mol/L 硫氰酸铵液等于 11.63mg 的硫化汞计算。

要点及难点解答

（1）本品含硫化汞（HgS）不得少于 96.0%。

（2）朱砂用水飞法研成细粉。

（3）供试品中加硫酸-硝酸钾溶液，反应过程如下：

$$HgS+4H_2SO_4+8KNO_3 \rightarrow HgSO_4+4K_2SO_4+4NO_2+4H_2O$$

由于有亚硝酸的存在（$2NO_2+2H_2O \rightarrow HNO_3+HNO_2$），可将 Hg^{2+} 还原成 Hg^+ 而使结果偏低，故采用高锰酸钾除去[$2NO_2^- + MnO_4^- + 4H^+ \rightarrow Mn(NO_3)_2+2H_2O$]；过量的高锰酸钾影响滴定，故用硫酸亚铁除去（$MnO_4^- + Fe^{2+} + 8H^+ \rightarrow Mn^{2+} + Fe^{3+} + 4H_2O$）。

(4) 由于 $Hg(CNS)_2$ 的离解度远小于 $Hg(CNS)_3$ 的离解度，所以溶液中全部的 Hg^{2+} 生成 $Hg(CNS)_2$ 后，过量的 CNS^- 即与 Fe^{3+} 作用生成血红色的 $Fe(CNS)_2^+$ 指示终点。

(5) 供试品分解后的溶液用水稀释的目的是由于滴定时，大量的 $Hg(CNS)_2$ 析出，对 Hg^{2+} 的吸附作用很显著，同时析出沉淀、溶液挥发，终点不清晰，测定结果偏低。稀释后可避免上述缺点。

习题与作业

(1) 习题

1) 用容量法测定矿物类中药无机成分的基本步骤和方法。

2) 朱砂中主要化学成分及其含量限度标准。

(2) 作业　简述实验步骤，记录和分析实验结果，根据实验结果确定供试品是否符合药用标准。

2.11　未知粉末性中药的显微鉴定

实验课时:4 学时。

内容提要

本实验采用显微鉴定的原理与技术，观察和描述未知粉末性中药的显微特征，以鉴定其品质。

通过实验掌握未知粉末性中药显微鉴定的原理与基本技术。

原　　理

显微鉴定法就是利用显微镜、显微技术及显微化学方法等对中药进行分析鉴定。在鉴定过程中，以采用显微镜观察动、植物的组织构造、细胞形状、内含物的特征以及矿物的光学特性等为主要内容，通过对显微特征的观察、描述和特征的分析以达到鉴定中药品质的目的。

仪器、材料与试剂

(1) 仪器与材料

1) 仪器　光学显微镜，目镜测微尺，盖玻片，载玻片，镊子，解剖针等。

2) 材料　单纯未知中药粉末；混合粉末(2~4 种中药)；粉末性中成药。

(2) 试剂　水合氯醛溶液，间苯三酚溶液，盐酸，乙醇，稀碘液，苏丹Ⅲ试液，钌红试液，稀甘油试液等。

操作步骤

(1) 取样　按照规定的方法进行。

(2) 预试　主要注意粉末的颜色、质地、气、味，或水试、火试等特征。预示某种、某类或含有某种化学成分的中药可能存在，为显微鉴定做好准备工作。

(3) 粉末制片　分别用水、水合氯醛溶液制片，或用间苯三酚和浓盐酸、碘试液、苏丹Ⅲ试液、钌红试液等显微化学试剂制片。

(4) 显微特征观察和描述　在显微镜下观察上述的显微标本片，并对观察到的显微特征进行描述、记录。

(5) 显微特征的罗列　将观察到的显微特征归纳整理，选择鉴定点，绘制主要的显微特征图。

(6) 分析鉴定结果　结合预试和显微特征观察的结果，做出初步结论。

(7) 复核　根据初步结论，重新制作粉末标本片进行核对，或做一些理化定性的实验等，或与标准药材相比较以确证结论的准确性，必要时也可以核对文献。

(8) 结论　写出供试品粉末中各中药的名称及其主要鉴别特征，并填写鉴定报告。

要点及难点解答

(1) 显微特征的描述和鉴定点的选定是未知粉末显微鉴定的关键。

(2) 进行显微特征的描述和观察时，要观察一定量的供试品。

(3) 供试品由授课教师随机选择。

(4) 特殊性粉末的制片方法　供试品有的含有大量淀粉、油类，或颜色较深，给显微观察带来了一定的困难，常需对其进行特殊的处理后进行观察。处理的方法如下：

1) 含多量淀粉的中药粉末　其中所含有的纤维及导管等具有鉴定意义的细胞或组织碎片被淀粉掩盖而不易察见，可取其一部分粉末置试管中加水煮沸，使淀粉粒溶解，放置后离心，使细胞及组织碎片下沉管底,然后用长吸管吸出沉淀物,制片观察。

2) 含多量油类中药的粉末　若妨碍观察,可进行处理,方法如下。

脱脂:取粉末少许于小烧杯中,加氯仿少许浸渍,滤过,在滤纸上再加少许氯仿洗涤。

制备粗纤维:在供试品脱脂处理后仍不理想的情况下采用。方法为取粉末1~2g,加10%的硝酸50mL,煮沸30s,立即用细纱布滤过,并用沸腾的蒸馏水100mL分次洗涤布上的残渣。将布上的残渣刮掉,再加2.5%的氢氧化钠溶液50mL煮沸30s,如前法滤过及洗涤。将制好的粗纤维移至小玻璃管中,加少量的水及甲醛并塞好保存。同时可将其吸出少量封藏在水合氯醛、水或甘油溶液中观察。经处理后的粉末,其细胞壁中的木质素多被硝酸破坏,因而常不显木化反应。

3) 颜色较深的中药粉末　可进行脱色处理。方法为:取粉末少许置小烧杯中或载玻片上,滴加少许3%过氧化氢溶液或次氯酸钠溶液,待颜色变浅时,除去大部分液体,加新鲜煮沸后放冷的蒸馏水,即可供制片观察。

习题与作业

(1) 习题　未知粉末中药显微鉴定的基本步骤和方法。

(2) 作业　记录和分析实验结果并绘图,写出鉴定报告。

2.12　中药质量标准的制订

实验课时:10学时。

2.12.1　药材质量标准的制订

内 容 提 要

本实验根据文献提供的有关资料,按照下列药材(含饮片)的质量标准规定的内容,模拟制定一种药材(含饮片)的质量标准。

通过实验熟悉药材及饮片质量标准的基本内容。

原　　理

中药质量标准是对中药质量及其检验方法所做的技术规定,用于指导中药生产、经营、使用、检验和监督管理,以保证药品的安全性、有效性、稳定性。中药质量标准的制定是中药研究中重要的组成部分,进行中药的新药研究,必须依据国家《新药审批办法》的要求制定临床研究和生产使用的质量标准。

中药质量标准的制定必须具备如下条件,即:基原或处方组成固定、加工炮制和制备工艺稳定、储藏时间限定。

仪器、材料与试剂

仪器、材料与试剂略。

操 作 步 骤

选择一种《中国药典》没有收载的药材,根据文献提供的有关资料,按照下列药材(含饮片)的质量标准规定的内容,制定其质量标准并附质量标准起草说明。

(1) 名称　包括中文名称、汉语拼音、药材拉丁名,按中药命名原则要求制定。

(2) 来源　来源包括原植(动、矿)物的科名、中文名、学名、药用部位、采收季节和产地加工等,矿物药包括矿物的类、族、矿石名或岩石名、主要成分及产地加工。中药材均应固定其产地。

1) 基原　需经有关单位鉴定,确定原植(动)物的科名、中文名及学名;矿物的中文名及拉丁名。

2) 药用部位　指植(动、矿)物经产地加工后可药用的某一部分或全部。

3) 采收季节与产地加工　是指能保证药材质量的最佳采收季节和产地加工方法。

(3) 性状　系指药材的形状、颜色、表面特征、质地、断面及气味等的描述,除必须鲜用的按鲜品描述外,一般以完整的干药材为主;易破碎的药材还需描述破碎部分。描述要抓住主要特征,文字要简练,术语使用需规范,描述应确切。

(4) 鉴别　选用的方法要求专属、灵敏。包括经验鉴别、显微鉴别(组织切片、粉末或表面制片、显微化学)、理化鉴别(色谱、光谱鉴别等)及鉴别。按药典规定色谱鉴别应设标准品或对照药材。

(5) 检查　包括杂质、水分、灰分、酸不溶性灰分、重金属、砷盐、农药残留量、有关的毒性成分及其他必要的检查项目。

(6) 浸出物测定　可参照《中国药典》现行版附录浸出物测定法要求,结合用药习惯、药材质地及已知的化学成分等选定适宜的溶剂,测定其浸出物量以控制质量。浸出物的限(幅)度指标应根据实测数据制订,并以药材的干品计算。

(7) 含量测定　操作步骤叙述应准确,术语和计量单位应规范。含量限(幅)度应根据实测数据制订。在建立化学成分的含量测定有困难时,可建立药效组分测定或生物测定等其他方法。

(8) 炮制　根据用药需要进行炮制的品种,应制定合理的加工炮制工艺,明确辅料用量和炮制品的质量要求。

(9) 性味与归经、功能与主治、用法与用量、注意及储藏　根据该药材研究结果制订。

要点及难点解答

所选择药材的来源应为单一品种,其产地和产地加工方法要固定。

习题与作业

(1) 习题　药材(含饮片)质量标准的基本内容。

(2) 作业　写出所选药材的质量标准(模拟)和起草说明。

2.12.2　中成药质量标准的制订

内 容 提 要

本实验根据文献提供的有关资料,按照下列中药制剂的质量标准规定的内容,模拟制定一种中成药(剂型不限)的质量标准。

通过实验熟悉中成药质量标准的基本内容。

原　　理

原理同前。

仪器、材料与试剂

仪器、材料与试剂略。

操 作 步 骤

选择一种《中国药典》没有收载的中成药,根据文献提供的有关资料,按照下列中药制剂质量标准规定的内容,制定其质量标准并附质量标准起草说明。

(1) 制剂的质量标准

1) 名称　名称包括中文名、汉语拼音,可按中药命名原则的要求制订。

2) 处方　处方应列出全部药味和用量(以 g 或 mL 为单位),全处方量应以制成 1000 个制剂单位的成品量为准。药味的排列顺序应根据组方原则排列。炮制品需注明。

3) 制法　制法的主要内容如下:需写明工艺的全过程,在保证质量的前提下,不宜规定得过细;辅料、剂型、总量主要叙述处方共有多少味药,各味药处理的简明工艺路线、工艺条件及中间体质量,使用药引、辅料的名称及用量,制成的剂型,制成品数量等;制备工艺中对质量有影响的关键工艺,应列出控制的技术条件、关键半成品的质量标准,如粉碎的细度、浸膏的相对密度、乙醇浓度等;制法中原料粉末的粉碎度可用"粗粉"、"中粉"、"细粉"、"极细粉"等表示,也可列出筛目;对蜜丸的用量因各地的气候、习惯等不同,可规定一定的幅度,但幅度不宜过大,以免影响用药剂量。

4) 性状　性状是指剂型及除去包装后的色泽、形态、气味等的描述。性状的确定通常是依据样品除去包装后的实际情况拟定,必须是中试产品或大生产样品。片剂及丸剂有包衣的,应除去包衣,以片芯或丸芯依次描述。硬胶囊应除去囊壳描述。外用药不描述气味。

5) 鉴别　鉴别方法包括显微鉴别、理化鉴别、生物鉴别等,要求专属性强、灵敏度高、重现性较好。显微鉴别应突出描述易察见的特征。化学、光谱、色谱鉴别,叙述应准确,术语、计量单位应规范。色谱法鉴别应选定适宜的药效组分标准品或对照药材做对照试验。

6) 检查　参照《中国药典》现行版附录各有关制剂通则项下规定的检查项目和必要的其他检查项目进行检查,并制订相应的限量范围。药典未收载的剂型可另行制订。对制剂中的重金属、砷盐等应予以考察,必要时应列入规定项目。

7) 浸出物测定　根据剂型的要求,参照《中国药典》现行版附录浸出物测定法的有关规定,选择适当的溶剂进行测定。

8) 含量测定　含量测定应首选处方中的君药(主药)、贵重药、毒性药,制订测定的项目。

如有困难时则可选处方中其他药味的已知成分或具备能反映内在质量的指标成分建立含量测定方法。如因成品测定干扰较大并确证干扰无法排除而难以测定的,可测定与其化学结构母核相似、分子量相近种类成分的含量,或暂将浸出物测定作为质量控制项目,但必须具有针对性和控制质量的意义。含量测定方法可参考有关质量标准或有关文献,也可自行研究后建立,但应做方法学考察试验。含量限(幅)度指标,应根据实测数据(临床用样品至少有三批、六个数据,生产用样品至少有 10 批、20 个数据)制订。含量限度一般规定低限,或按照其标示量制订含量测定用的百分限(幅)度。毒性成分的含量必须规定幅度。含量限度低于万分之一者,应增加另一个含量测定指标或浸出物测定。在建立化学成分的含量测定有困难时,也可考虑建立生物测定等其他方法。

9) 功能与主治、用法与用量、注意及有效期等均根据该药的研究结果制订。

10) 规格 应制订制剂单位的重量、装量、含量或一次服用量。

(2) 原料(药材或饮片)及辅料的质量标准 参见 2.12.1 药材质量标准的制订。

要点及难点解答

(1) 中药制剂必须在处方固定和原料质量、制备工艺稳定的前提下方可拟定质量标准草案,质量标准应确实反映和控制最终产品质量。

(2) 复方制剂中若含有未制定药品标准的药材应先制定其省级质量标准,按照《新药(中药材)申报资料项目》中的有关要求报送资料,其资料随制剂一起上报。包括:药材名称(中文名、汉语拼音、拉丁名)及命名依据;药材的来源及其鉴定依据;生态环境、组织特征、理化鉴别等研究资料(方法、数据、附图和结论)及文献资料;药材的质量标准及起草说明,对照品及有关资料;药材的稳定性试验资料、结论和有关文献资料;按质量标准提供有代表性样品至少三批及其检验报告书,并提供原动、植、矿物及引种(养)药材原产地的动、植、矿物标本各两份(包括带花、果、种子等鉴别特征),每批样品数量至少应为全检验需要量的 3 倍;与功能主治有关的主要药效学试验资料及文献资料;动物急性毒性试验资料及文献资料;文献古籍对本品性味归经、功能主治等内容的论述;现代研究对传统理论的印证和修订;该中药材应用于方剂的有关研究资料。

(3) 若处方中的药材已制定省级药品标准的,需附上该药材的名称(中文名、汉语拼音、拉丁名)及命名依据;质量标准及起草说明,对照品及有关资料;稳定性试验资料、结论和有关文献资料等资料及省药品监督管理部门批准件(复印件)。

(4) 除药材外的其他组分,如果未制定药品标准的,需按相应类别报送有关资料并随制剂一起上报审定。

习题与作业

(1) 习题 中成药质量标准的基本内容。

(2) 作业 写出所选中成药的质量标准(模拟)和起草说明。

3 附　录

3.1 显微技术

3.1.1 常用显微镜及使用方法

3.1.1.1 普通光学显微镜

（1）构造　光学显微镜由三部分组成，即机械部分、光学部分和照明部分。

1）机械部分　镜座：显微镜的基座。起稳定和支持整个镜身的作用。有的显微镜在镜座内装有照明光源等构造。

镜柱：连接镜座和镜臂的短柱。

镜臂：镜柱上方弯曲部分，支持镜筒和镜台，拿镜时手握此臂。镜筒直立式光镜在镜臂和镜柱之间有一可活动的关节叫倾斜关节，可使镜臂作适当倾斜，便于观察。但使用时倾斜度一般不应超过45°，以免失去重心而翻倒。镜筒倾斜式显微镜由于镜臂和镜柱连为一体，故无此关节。

镜筒：位于镜臂前方的圆筒，上端安装目镜，下端装有旋转盘。根据镜筒的数目，光镜可分为单筒式和双筒式两类，单筒式又分直立式和倾斜式两种，而双筒式的镜筒均为倾斜的。

载物台：在镜筒下方，方形或圆形，放玻片标本用。载物台中央有一圆形通光孔，两旁各有一压片夹。有的载物台上装有标本移动器，移动器上装有弹簧夹，用于固定标本片。移动器的一侧有两个旋钮，转动旋钮可使玻片前后左右移动。

物镜转换器：圆盘状，在镜筒下方，其上装有3~4个放大倍数不同的物镜。旋转物镜转换器可更换物镜。物镜转换器的内缘有一“T”形卡，用于对准和固定物镜位置，使物镜和光轴同心（合轴）。

调节器：组装在镜臂前方或镜柱两侧的一对大小旋钮，为调节焦距之用。大旋钮为粗调节器，转动粗调节钮可使镜筒（或载物台）升降，调节焦距。旋转一周可使镜筒（或载物台）升降10mm。一般用于低倍镜调焦。小旋钮为细调节器，转动细调节钮可使镜筒（或载物台）缓慢升降，每旋转一周约使镜筒（或载物台）升降0.1mm。适用于高倍镜、油镜或分辨物像清晰度调焦。

2）照明部分　反光镜：载物台下方，镜柱前面的1个圆镜。一面为平面，一面为凹面。平面镜聚光力弱，适于强光源和平行光源。凹面镜聚光力强，适用于弱光源或散射光源。反射镜的方位可以随意调节。

聚光器：在载物台下方，由一组透镜组成，可使反射光线聚集于标本上。一般在镜柱一侧有一旋钮，可使聚光器升降，与物镜配合使用。

光圈：在集光器下方，由一组活动金属片组成，构成一个可开可缩的孔。在其外侧有一小柄，可以调节控制光线通过。在光圈的下方常装有滤光片架，可以放置不同颜色的滤光片。

3）光学部分　目镜：短圆筒状，装在镜筒上端，其上刻有放大倍数，每台显微镜常备有3~4只放大倍数不同的目镜，如5×、10×、15×等。眼睛通过目镜观察物像。

物镜：装在物镜转换器上的一组镜头，一般有低倍镜、高倍镜、油镜3种。每个物镜上刻有相应的标记。低倍镜筒上刻有10×或15×等标志，高倍镜筒上刻有40×或45×标志。油镜上一般为100×。N. A. 表示镜口率，镜口率反映镜头分辨力的大小，其数字越大，表示分辨力越高。

（2）使用方法

1）低倍镜的使用　检查：右手握镜臂，从镜箱内取出显微镜，左手托镜座，轻轻放在实验台上。先检查一下显微镜各部件有无损坏，如发现有损坏或性能不良者，立即报告教师请求处理。

准备：将显微镜放于前方略偏左侧，必要时使镜筒倾斜（有的显微镜本身已经倾斜）以便观察。转动粗调节钮，将镜筒略升高（或将载物台下降）使物镜与载物台距离略拉开。再旋转物镜转换器,将低倍镜对准载物台中央的通光孔(可听到"咔嗒"声)。

对光:打开光圈,上升聚光器,双眼同时睁开,以左眼向目镜内观察,同时调节反光镜的方向,直到视野内光线明亮均匀为止。反光镜的平面镜易把其他景物映入视野,一般用凹面镜对光。

放标本片:标本片的盖片朝上,将标本片放到载物台前方,然后推到物镜下面,用压片夹压住,如有标本移动器,可用上面的弹簧夹夹住标本片,然后把要观察的部分移到通光孔的正中央。

调节焦距:从显微镜侧面注视物镜镜头,同时旋转粗调节钮,使镜筒缓慢下降(或镜台上升),大约低倍镜头与玻片间的距离约5mm时,再用左眼从目镜里观察视野,左手慢慢转动粗调节钮,使镜筒缓缓上升,直至视野中出现物像为止。如物像不太清晰,可转动细调节钮,使物像更加清晰。

2) 高倍镜的使用　按照上述操作步骤,先用低倍镜找到清晰物像,然后将需要观察的部分移到视野的中央,用手移动转换高倍镜。眼睛向目镜内观察,同时微微上下转动细调节钮,直至视野内看到清晰的物像为止。

(3) 使用显微镜的注意事项

1) 取显微镜时必须右手握住镜臂,左手托镜座,切勿一手斜提,前后摆动,以防镜头或其他零件跌落。

2) 观察标本时,显微镜离实验台边缘应保持一定距离(5cm),以免显微镜翻倒落地。镜柱与镜臂间的倾斜角度不得超过45°,用完立即还原。

3) 使用时要严格按步骤操作,熟悉显微镜各部件性能,掌握粗、细调节钮的转动方向与镜筒升降关系。转动粗调节钮向下时,眼睛必须注视物镜头。

4) 观察带有液体的临时标本时要加盖片,不能使用倾斜关节,以免液体污染镜头和显微镜。

5) 粗、细调节钮要配合使用,细调节钮不能单方向过度旋转,调节焦距时,要从侧面注视镜筒下降,以免压坏标本和镜头。

6) 用单筒显微镜观察标本,应双眼同时睁开,左眼观察物像,右眼用以绘图,左手调节焦距,右手移动标本或绘图。

7) 禁止随意拧开或调换目镜、物镜和聚光器等零件。

8) 显微镜的光学部件不可用手指、纱布、手帕或其他粗糙东西擦拭,以免磨损镜面。需要时只能用擦镜纸擦拭。

9) 凡有腐蚀性和挥发性的化学试剂和药品,如碘、乙醇溶液、酸类、碱类等都不可与显微镜接触,如不慎污染时,应立即擦干净。

10) 实验完毕,要将玻片取出,用擦镜纸将镜头擦拭干净后移开,不能与通光孔相对。放回镜箱。

3.1.1.2　偏光显微镜

偏光显微镜又称"矿物显微镜"或"岩石显微镜",在中药鉴定中,主要用于观察和分析矿物类中药的光学性质或生物类中药的内含物(如淀粉粒、草酸钙结晶)等。

(1) 基本构造　偏光显微镜在聚光镜的下面装有1个尼科尔棱镜或偏振片,称起偏镜或下偏光镜;在物镜与目镜间装有1个尼科尔棱镜或偏光片,称为检偏镜或上偏光镜,它们都可以水平方向转动。载物台是圆形的并且可以水平方向转动,边缘有刻度,借游标之助可以读出转动的角度。镜筒下部还有1个检查片插入孔。检查片是把石膏或云母的透明薄片或一端薄一端厚的石英劈贴在玻片上并装在金属框内而成,用时插入检查片插孔中。另有1种圆片状的检查片,则可配合偏光片放在目镜上面应用。检查片的金属框上刻有表示其种类和晶轴方向的符号和直线。其他与普通生物显微镜类同。

(2) 使用方法

1) 装卸物镜　先提升镜筒一定高度;用左手将物镜固定夹张开,再用右手拿起物镜,自右向左轻轻地插入镜筒的下端,把物镜向前上方转动90°,使物镜座的斜钉正好落在固定夹凹口处,左手放松固定夹,因弹簧压缩关系,物镜便夹牢(注:装好后,可以用右手大拇指和食指,轻轻地对弹物镜,看它是否夹正,若有杂音,则未夹住;卸物镜的过程和顺序与上述正好相反)。

2) 调节照明　打开锁光圈(逆时针方向转动锁光圈柄)。轻轻地推出聚光镜、上偏光镜和勃氏镜。把镜筒下降到很低的位置。转动反光镜,直至视阈最明亮为止(对光时要注意不能把反光镜直接正对太阳光,因为这样光线太强,容易使眼睛疲劳)。

3）调节焦距　从旁边看着物镜，用粗动螺旋，将其慢慢地下降到最低位置，从目镜中观察，用粗动螺旋，慢慢地提升镜筒，当视阈中出现模糊形象时，就改用微动螺旋，一直调节到物像完全清楚时为止（注：一定要在提升镜筒过程中准焦，不能边下降镜筒边准焦，尤其是用高倍镜准焦时，这样很容易压碎标本片）。

4）中心校正　中心校正的目的是使物镜的焦点（在镜筒轴线上）与载物台旋转中心重合。校正原理是使视阈内任一物点，都绕十字丝中心做圆周运动。校正步骤如下：在视阈内，寻找任一小物点，并把它移到十字丝中心；转动载物台360°，若中心不正，则此物点必偏离十字丝中心，做一圆周运动后，再回到十字丝中心。此时，就用两个校正螺丝帽，插紧物镜座上校正螺丝，徐徐地向合适的方向旋转，并不断地往复转动载物台，观察此小物点运动轨迹的变化，直到此小物点圆周运动中心与十字丝中心重合后，才停止上述校正螺丝和载物台转动的联合操作。

5）上下偏光镜偏振面方位的测定及其正交检查　推出上偏光镜，选一张含黑云母的薄片，将具有清晰解理的黑云母移至视阈中心。转动物台使黑云母解理平行东西横丝，这时，黑云母颜色最淡，呈浅黄色（如不是最浅，则转动下偏光镜，使之最浅）。这样，垂直黑云母解理的方向，即南北纵丝的方向就代表下偏光镜的振动方向。取出薄片，这时视阈很明亮。再推入上偏光镜，视阈就呈全黑或灰黑。这就说明：上偏光镜振动方向为东西横丝方向（上偏光镜是固定的，不能转动），正好与下偏光镜偏光振动方向垂直，故呈黑暗。这样的情况，称之为正交偏光系统。

6）观察薄片一般分3种形式　①单偏光镜下观察，将上偏光镜移出光路只使用下偏光镜，称单偏光镜下观察。主要观察矿物的形态、解理、颜色、多色性、突起、糙面及贝克线等。②正交偏光镜下观察，指上下偏光镜均在光路内，则偏光的振动方向互相垂直，并与目镜十字丝一致，称为正交系统，主要观察矿物的消光及消光角、干涉色等。③锥光镜下观察（聚敛偏光镜下观察），上、下偏光镜和拉索透镜均在光路内，聚光镜提到最高处，并采用40倍以上的物镜，推入勃氏镜，称为锥光系统。主要观察矿物的一轴晶、二轴晶的光性正负等。

实际工作中，除了上述透射偏光显微镜广泛用于鉴定研究透明矿物药外，还有反射偏光显微镜，用来鉴别非透明矿物药。

3.1.2　显微制片

在进行显微鉴定时，应首先选择具有代表性的供试品，制作显微标本片，然后在显微镜下进行观察。

显微标本片根据制作方法和保存的需要，分为半永久制片、永久制片和临时制片3大类。半永久制片的封藏介质是半固体，可作暂时性保存；永久制片的封藏介质是固体，可作长期保存，但其制作费时，多用于特殊目的，如供显微摄影和核对标本等应用；临时制片的封藏介质是流动性液体，容易损坏，不耐久藏，但制作简单、迅速，适用于一般观察及进行显微化学反应，在中药鉴定工作中应用最多。

在中药鉴定工作中，由于观察的目的不同，对不同供试品采取的制片方法也不同，所以又分切片标本片（包括横切片、纵切片，纵切片又包括切向纵切片和径向纵切片）、解离组织标本片、表面标本片、粉末标本片和磨片5种。其中横切片多用于观察组织的排列特征；纵切片多用于观察茎、木类中药的某些细胞组织，如射线的特征；解离组织片用于观察某些细胞的形状，如纤维、石细胞等；表面片多用于观察叶、花、全草、果实和种子等的表面特征，一般取某一部分制片；粉本片多用于观察组织碎片、细胞及后含物或某些中药颗粒的特征；磨片用于坚硬药材如骨类、贝壳类及矿石类的显微特征观察。各类标本片的制作方法介绍如下。

3.1.2.1　切片标本片

切片标本片的制作就是将药材切成极薄的横切片或纵切片，一般片厚为7～20μm，将其放在载玻片上，封藏在适宜的介质中，必要时可将切片先进行透化或染色等处理，然后封藏。按切片的手段不同可分为两大类：即机器切片法和徒手切片法。机器切片法按材料的包埋与否主要有滑走切片法、石蜡制片、火棉胶制片和冰冻制片法。一般多用徒手切片法、滑走切片法和冰冻制片法，石蜡制片法和火棉胶制片法因操作时间较长，主要用作永久制片。

（1）徒手切片法　是较常用而且比较简便

的基本切片方法,制成的切片可保持细胞和后含物的原有形态,便于进行各种显微化学反应,但需要有较熟练的操作技术。

1) 材料的预处理　将新鲜或湿润后的干药材洗净,切成适当大小的块或段,一般以宽不超过 1cm,长不超过 3cm 为宜;较坚硬的药材则以宽为0.5cm 为宜,切面应削平。质地软硬适中的药材可以直接进行切片;质地坚硬的药材则需先使其软化才能切片。常用的软化方法是将材料放入吸湿器中软化,一般可采用玻璃质干燥器在其中放入含 0.5%苯酚的水而成,使用时将需软化的药材放在小玻璃皿中,然后置干燥器中的横隔板上,密封,一般的药材在 12~24h 后均可吸湿软化,以供切片用。个别药材如软化后仍较硬,则可放入水中浸软或煮软,一般需 120℃,20min 左右。此外,对由于过于柔软而不便于切片的药材,可将其浸入 70%~95%乙醇中,约20min 后即可变得较硬;柔软而薄的叶、花等药材,不便于直接手持切片时,可用某些植物的茎髓(如通草等)剖成两半夹着切;细小的种子或果实,可试取软木塞一个或白橡皮一块,在一端切一窄缝,将药材嵌入其中切片,如仍不行,则可用树胶将药材黏结在软木塞一端或取一小方块石蜡用烧红的解剖针在石蜡的一端烫开一个小孔,立即将材料放在孔中,石蜡凝固后即可供切片用。

2) 切片方法　用左手拇指、食指及中指紧压和抵住材料,材料上端不要超过 3~4mm。右手执刀片,刀口向内并使刀刃与材料的切面平行,移动右臂使刀锋自左前方向右后方斜滑切削,即可得到薄片,注意切片时要保持材料平整,刀口轻轻压住材料,切时要用臂力而不用腕力,左手不动,并在材料和刀片上时时用水(用于坚实的材料)或稀乙醇(用于较柔软或含黏液的材料)使保持湿润,以防止材料干燥收缩和避免切出的薄片黏在刀片上不易取下。将切得的薄片用毛笔轻轻从刀上拂下,移至装有蒸馏水或稀乙醇的培养皿中,除去过厚的切片及夹持材料即得。

3) 选片　目选最薄而平整的切片,放在载玻片上,加水或稀乙醇溶液 1 滴,在低倍镜下观察,判断出切片在厚薄、特征的完整性和清洁性等方面是否符合要求。

4) 染色及封藏　徒手切片一般均不染色,而直接封藏在适宜的试剂中,如水合氯醛液、稀甘油溶液或某种显微化学试剂等。如要制成半永久性标本片,可用稀甘油溶液洗去水合氯醛液等,然后用熔化的甘油明胶封藏。若要染色并制成永久标本片,则应选取最好的切片,参照石蜡切片项下的染色及封片方法进行。

(2) 滑走切片法　是利用滑走切片机,将材料夹在上面直接进行切片。它是一种简单的机械操作,主要用于较坚硬药材的切片。切片机的主要部件有切片刀、材料推进器及调节切片厚度的机件等。材料推进器上有一固定材料的夹子,它随切片刀的滑动而升高,其升高的高度由调节切片厚薄的机械部分控制。一般制成 10~20μm 厚的薄片。

切片方法:将处理好的材料(方法同徒手切片法项下所述)固定在推进器上的夹子中,使其高出夹约 0.5cm,在刻度盘上调节好需要切片的厚度,然后在夹刀器上安装切片刀,调整刀锋与材料切面以及刀口与材料纵轴方向所成的两个角度,均应为 30°~45°。旋动摇柄,使材料上升至其顶面离刀口 0.5~1mm,然后即可切片。切片时用右手推、拉刀具的握手,使切片刀延着滑槽往返移动,材料会自动地作等距离升高,切片刀每往返一次即可得一均匀的薄片。切片时,材料和刀口都要保持湿润,每切一片后要用毛笔蘸水或稀乙醇溶液使材料的切面和刀口湿润。切得的薄片置盛水或稀乙醇溶液的培养皿中。因滑走切片厚薄均匀而多完整,所以选片只用目选。染色及封藏均参见徒手切片法项下所述。

(3) 石蜡制片法　石蜡制片法是目前植物类中药重要的、常用的、效果较好的切片方法之一,但制片周期较长是其缺点。石蜡制片法是借助于石蜡的特性,以其作为材料的填充剂和包埋剂,用石蜡切片机进行切片的制作方法,主要用于柔软和细小的药材切片。

石蜡制片的步骤及操作基本过程:

取材→固定→冲洗→脱水→透明→浸蜡→包埋→切片→黏片→脱蜡→染色→透明→封藏。

1) 取材　取材要有代表性,注意取材的时间、部位和方向。植物的不同生长期,其组织构造或代谢产物会有差异,有些植物的器官其上、中、下的构造也不尽相同,如药材白术、秦艽等。一般将新鲜材料洗净泥土,根、根茎、茎、木、皮等视其直径的大小,用利刀切割成 0.2~0.5cm 长度为宜，直径应小于盖玻片，叶或苞片，多自叶脉处切割，带有部分叶肉组织，果实、种子应剖开。干燥材料需泡软后进行切割取材。

2）固定、冲洗　固定是借用化学药品的作用，使新鲜材料细胞组织的形态结构保持原来的真像。常用的固定液有 F. A. A. 固定液，F. A. A. 除有杀生固定作用，尚可用做保存剂。经固定后的材料，需流水冲洗至中性，必要时需在抽气管中抽气，即可进行脱水。干燥药材无须固定。固定的时间为 10～24h 或更长。

3）脱水　为了使二甲苯充填到各个细胞内以利石蜡的引入，必须除净细胞内的水分。乙醇是常用的脱水剂，它能和水分及二甲苯任意混溶并相互取代。将材料浸入各级（30%、40%、50%、60%、70%、80%、90%、100%）乙醇中，一般每隔 1～3h 更换一级乙醇，高浓度乙醇中时间不宜过长，否则会引起组织收缩，细胞变形，无水乙醇中需更换 1 次，每次约 0.5～1h，以利脱水彻底，若脱水不彻底，则石蜡不能充满整个细胞，从而导致制片失败。

4）透明　透明的目的在于引入石蜡充满各个细胞。常用的透明剂为二甲苯。在透明过程中，为防止材料收缩变脆，应由低浓度到高浓度分级进行，一般用 25%、50%、75%、100% 的二甲苯，配制时必须用无水乙醇，进入纯二甲苯时，需更换 1 次试剂，至材料完全透明，当细胞内均充满二甲苯时，即可浸蜡。

5）浸蜡　浸蜡的目的是将支持剂石蜡引入细胞中，进而取代二甲苯。加固体石蜡（熔点 52～55℃，生物制片用）时，应由少增多，分次加入，最后换入纯蜡，在一定温度下，约 55℃，使石蜡充满整个组织细胞内即可进行包埋，当材料进入纯蜡时，应更换一次纯蜡。

6）包埋　将材料及已熔融的石蜡倾入预制就的纸盒中，补充适量的已熔融的石蜡，迅速用预热的镊子将材料排列整齐后，将纸盒移置冷水面上，待蜡面冷凝成膜时，再将纸盒全部浸入冷水中，使其全部冷却凝固，即成蜡块，供切片用。

7）切片　将包埋有材料的蜡块切成适当大小，黏固于小木块上或固着器上，修正蜡块，使材料位于中央后，固定于切片机上，调好刀的角度及切片的厚度，进行切片。切出的薄片需在显微镜下检查方向正确否，常以导管为基准，然后切成 10～15μm 厚的蜡片带。

8）粘贴　取洁净的载玻片，涂上少许蛋白黏合剂，滴加清水，移蜡片于水面，在 45℃ 左右的烘台上烘片使蜡片展平，倾去余水，烘干蜡片，以供脱蜡染色。或将蜡片放在 45℃ 左右的温水中烫平，然后贴于涂有蛋白黏合剂的载玻片上，（如材料的直径较小，可不加黏合剂）注意蜡片内材料放置的方向和位置，除去多余的水分，然后在烘箱内低温烘干蜡片，供脱蜡染色。在烘干蜡片过程中，切片应竖起，防止因水分蒸发而造成切片内含气泡。

9）脱蜡　将烘干的粘有材料的玻片浸于纯二甲苯中，10～15min，以溶去渗入材料组织中的石蜡。再移入二甲苯与无水乙醇的等量混合液中，浸 5～10min，而后再移入无水乙醇中浸 5～10min，以除尽石蜡及余下的二甲苯。此过程在染色缸中进行。

10）染色、透明　将溶去石蜡的切片材料逐级浸入 95%、80%、65%、50% 的各级乙醇中，每级约 5～10min；移入番红乙醇液中进行染色，一般需要进行 1～4h 以上，擦净残留液体，检查木化的组织是否被染成红色，再依次移入 60%、80%、95% 乙醇液中，（必要时 70% 乙醇溶液可微呈酸性）以洗去薄壁细胞被染上的红色；移入固绿溶液进行二重染色，1～2min 后，取出擦净残留液体，检查木化组织是否仍为红色，薄壁组织是否被染成绿色，移入 95%、100% 乙醇（2 次），洗涤脱水后，移入 50% 二甲苯和纯二甲苯（2 次），进行透明，每级约需 2～3min，如发现溶液或切片出现乳浊现象，说明脱水不完全，应重新脱水。此系列过程均在染色缸中进行。

11）封藏　将染色片擦净残留液，滴加 1～2 滴加拿大树脂或中性树脂后，轻轻盖上清洁的盖玻片，需防止盖入气泡，放搪瓷盘中，自然干燥或置恒温箱中，40℃ 左右干燥 2～4h 以上，取出于载玻片左面贴上标签，即成为某中药的永久制片。

（4）火棉胶制片法　本法用于坚硬或松脆材料的制片，不能用石蜡制片法的常可试用此法制片。它的缺点是不能像石蜡制片法那样得到连续的带状切片，但亦可用双重包埋法补救，且费用较大。

火棉胶（celloidin，collodion 或 parlodion）是一种硝化纤维素，这种制品有棉絮状的或条片状的。亦可利用某些废旧的照相软片清洁后代用。

软片用前需经试验,即剪取1条,点火燃烧,如烧后无灰分出现,即系纯粹的硝化纤维素,可以采用;反之,如有灰分存在,即表示其中有杂质,不能采用。

清洁方法:将软片浸入沸水中,待药膜膨大后,用布擦去,清水洗净,晒干、剪成细小条块,入瓶中备用。

1) 火棉胶液的配制 把完全干燥的火棉胶用乙醚和无水乙醇的等量混合液为溶媒,分别配成2%、4%、6%、8%、10%的火棉胶溶液。配好后装入玻璃瓶中,塞紧,贴标签,标明浓度及测定日期,备用。

2) 渗胶方法 按常法固定并脱水至无水乙醇后,即可将材料移入2%火棉胶液中,经过逐步加浓,最后包埋成火棉胶块,块中含有植物材料,入氯仿中硬化,即得。渗胶时,增加火棉胶浓度的方法有3种:①将脱水至无水乙醇的材料移入无水乙醇与乙醚的混合液中,1h至数小时后,将瓶冷却,倾出溶液,加入4%火棉胶液,如前扎好瓶塞,放回温箱,1至数日后,依次用6%、8%、10%火棉胶液如前置换。达到最高浓度以后,可在瓶中逐渐加火棉胶,以增加其浓度。当液体变成在室温中难于流动的稠度时,即可进行硬化。②将材料在2%火棉胶液中浸一至数日后,将瓶冷却,加入少量火棉胶,塞好,放回温箱。如此反复加火棉胶,直到浓稠为止。③将材料浸在多量的2%火棉胶液中,深度大约为材料的4倍。将瓶塞放松,置温暖处,远离火源。至液量减少为原量的一半时,即加入4%火棉胶液补充。继续放置,缓缓浓缩,至液体达足够浓度时为止。此法缓慢,但能得到良好结果。

另外,采用此法时,以甲醇代替乙醇较好,因甲醇沸点较乙醇为低。但乙醇蒸发较快,故必要时(胶液呈胶胨状时)可补加适量乙醚继续缓缓浓缩。

3) 胶块的硬化与包埋 一般方法:渗胶完成后,可用清洁干燥的镊子将材料取出,材料外周必须有多量火棉胶包裹着,然后将此材料浸入氯仿中,火棉胶便立即失去黏性而硬化,在氯仿瓶中放置至少12~24h,使其充分硬化而完全透明,然后移入95%乙醇溶液与甘油的等量混合液中保存。

双重包埋法:即将上述包埋好的火棉胶块再包埋在石蜡中。具体方法是将材料包埋在火棉胶中使硬化后,并按下列一种方法处理:①将硬化后的胶块移入蓖麻油-二甲苯(1∶3)混合液中,使透明并完全硬固,然后移入二甲苯中,经过12h,再移入熔化的石蜡中,在温箱中放置1~2日,最后按石蜡制片法包埋。②将硬化后的胶块移入氯仿与苯的等量混合液中,然后放入纯苯中,再移入苯和石蜡的混合液中,最后移入纯石蜡中,亦按石蜡制片法包埋。

4) 胶块的黏合 切片前,需将火棉块黏合在1个边长约2cm的正方形硬木块上。方法是:先将木块浸入乙醚中,15min后取出,将一端浸入6%火棉胶液中。同时将包埋的火棉胶块用刀修理平整(如曾浸入过乙醇甘油液中,则需擦干),并将其无材料的一端浸入6%火棉胶液中,将两者同时取出,随即将胶块与木块互相压紧使黏合平整,放置约10min,浸入氯仿中硬化,经1h后,即可取出切片。

采用双重包埋法制的蜡块,可按石蜡制片法黏合。

5) 切片 以采用滑走切片机为宜。所用切片刀必须厚而锋利。将木块连同材料夹紧在切片机上,刀刃与切的角度以30°~40°为宜。刀面与材料切面所组成的角度,依材料的性质而定。细软的材料,角度可稍大;坚硬的材料,角度宜小。用毛笔蘸取95%乙醇溶液使刀刃及火棉块保持湿润。切得一片后,应注意放置在刀上片刻,若立即取下,容易卷曲。将切片移入盛有95%乙醇溶液的平皿中。用显微镜检查切片的厚度是否合适(一般以12~15μm为宜)及有无裂痕等。切片如不立即进行染色,则应储藏在乙醇甘油混合液中。

采用双重包埋法的蜡块,可用旋转切片机切片,可得带状连续的切片。

6) 黏片 一般方法与石蜡制片相似,或用乙醇、乙醇-乙醚(1∶1)先后处理片刻,亦可不粘贴。

采用双重包埋法得到的切片,一般按下法黏片:先将黏合剂(丙酮2mL与苯甲酸乙酯一滴混合,加蒸馏水8mL,再加梅氏黏合剂2~3滴,混匀)数滴滴于载玻片上,再将切片放在液面上,微热,使切片伸展,然后让其干燥。

7) 染色 方法与石蜡制片法相同,一般染色剂均可应用,火棉胶可不除去,若有必要除去,则需在染色的后期进行,以免损坏切片组织。

8) 透明与封藏　染色以后，升级到95%乙醇溶液中，约1min后，移入无水乙醇中（加5%氯仿，以防火棉胶溶解），用二甲苯或酚-二甲苯混合液使透明。如欲将火棉胶除去，则可在加二甲苯前，用乙醚或醇醚混合液处理。透明后，用二甲苯洗去其他溶剂，加较浓的加拿大树胶液一滴，加盖玻片。如切片有弯曲现象，则可在盖玻片上压重物使平直。置温暖处使其干燥，其他均同石蜡制片法。

（5）冰冻制片法　冰冻切片法是利用滑走切片机或旋转切片机，装上特别设计的冷冻器而进行切片。此种方法以水为支持剂，适用于含水分较多的材料。这种方法制片，可以保存材料中所含的各种成分及细胞内含物如脂肪或橡胶类物质，由于材料在瞬时之间冻死，细胞可以保持原来生活的状态，很少有收缩的情况。医学上常用此法，将新鲜组织切成薄片，以做病症之急速诊断。

冰冻制片的原理：降温使材料冷冻成固定的形态进行切片。冷冻的方式有固体的二氧化碳（又称干冰）蒸发、液体二氧化碳的扩散或半导体降温。将材料冷冻在固着器上，切片刀也应是低温，进行切片。

切片方法：将新鲜柔软的材料直接冷固在固着器上，或将材料在维持基（2%～5%的阿拉伯胶或动物胶）内放置6～12h（37℃），再移到10%的胶液中6～12h处理后，固定在固着器上进行切片。切片时要注意调节控制温度，温度过低易卷片而使组织破碎，应稍停片刻再切片；温度较高，切片不成形，组织易破碎，甚至维持基溶化不能固着材料而无法切片。

3.1.2.2　解离组织标本片

解离组织是利用某些化学药品处理材料后，使组织中各细胞间层溶解而使细胞分离。解离组织标本片便于观察完整的细胞形态。

纤维素薄壁细胞的胞间层是由果胶纤维素构成的，果胶纤维素与氢氧化钠溶液共热就分解，这样就破坏了胞间层而使细胞分离。木化细胞的胞间层常因含有木质素，不受碱液的影响，需要用氧化剂来破坏木质素，细胞才能分离开。经过氧化剂处理后，细胞壁的木质素都被分解，所以不再显木化反应，薄的纤维素细胞壁也常常受到破坏而变形，一般的细胞后含物，如淀粉粒、糊粉粒、草酸钙结晶等也都被除去了，只有抵抗性较强的细胞完整地保存着，如石细胞、纤维、导管、管胞、木栓细胞、角质化的表皮细胞等。

解离组织标本片的制法依所用的化学试剂不同可分四种，即氢氧化钾法、硝铬酸法、氯酸钾法和浓硝酸法，但应按药材的性质而选用。如药材内薄壁组织占大部分，木化组织少或分散存在，可用氢氧化钾法；如薄壁组织较少，木化组织较多或集成较大的群束，可用硝铬酸法、浓硝酸法或氯酸钾法。进行组织解离前，先将药材切成火柴杆粗细的条状或片状。

（1）氢氧化钾法　取少量材料置试管中，加5%氢氧化钾溶液适量（2～5mL），在沸腾水浴中加热，至用玻棒挤压材料能离散为止（一般约需30min）。倾去碱液，材料用水洗涤后，取少许在载玻片上用解剖针撕开，用稀甘油封藏后观察。

经过上述处理后，木化细胞仍保留着木质素，所以仍能显示木化反应，草酸钙结晶也仍旧能够看到。这个方法的缺点是成群的纤维和石细胞常难单个的分离开。

（2）硝铬酸法　将材料放在平皿中，加入20%硝酸与20%铬酸的等量混合液中，以浸没材料为度，室温放置，至用玻棒挤压材料能离散为止。根据材料的坚硬程度和木化程度，通常需0.5～1h，必要时亦可在水浴上加热使微温，以加速其作用，但要注意其作用程度可使木化细胞变形，甚至溶解。处理完毕后，可洗去酸液，材料如上法洗涤、撕开、封藏后观察。

经此法解离的木化细胞壁一般不能再显木化反应。

（3）氯酸钾法　将材料置试管中，加50%（*V*/*V*）硝酸适量（约5mL）投入少量氯酸钾粉，并在火焰上或沸腾水浴中加热，待产生的气泡平息后，再及时投入少量氯酸钾，以维持气泡稳定地发生，至用玻棒挤压材料能离散为止。其余与上法同。

采用此法时，每次投入的氯酸钾不可过多，加热温度不可过高，否则突然产生大量气泡，容易使液体溢出管外，加热时间长短应视材料的硬度和木化程度而定，一般在5～15min即可。本法的缺点是必须加热，而且操作过程中会产生有毒的氯气。

（4）浓硝酸法　将材料投入装有1～2mL浓硝酸的小试管中，置酒精灯上加热至微沸，经

0.5~1min,见材料上下翻腾,起泡后即可。撤去火焰,稍冷后用水洗涤。洗涤后即可取材料装片镜检。采用此法关键是恰当掌握沸腾时间的长短。此法简便易行,效果甚佳。但浓硝酸沸腾时会冒出大量黄色的有毒烟雾,要在通风处进行。

制成半永久性的解离组织标本片,可将解离后的材料封藏在甘油明胶液中即得。

要将其制成永久性的标本片,可将解离后的材料用解剖针撕开后,用95%乙醇溶液浸洗两次,除去多余的醇,再加无水乙醇浸洗2次,以脱去残余的水分,除去无水乙醇再加二甲苯浸洗2次,以除去无水乙醇,最后除去二甲苯,封藏在中性树脂中即得。

3.1.2.3 表面标本片

表面标本片主要是用于观察叶类、花类(如萼片、花瓣、雄蕊、花粉粒)和孢子等药材的表面特征。应用时根据材料的性质不同,选择不同的方法制片,如较薄的片状材料可采用整体封片法;粉末状的花粉粒和孢子等,可采用涂铺制片法;部分较厚的材料则可撕离其表皮进行封藏。各种制片的方法如下。

(1) 整体封片法 适用于很薄的叶片、萼片和花瓣等药材的观察。可先剪取需要的部分两小片,各约4mm见方,一正一反,放在载玻片上,加透化液(最好用水合氯醛液)1~2滴,在小火焰上缓缓加热,火焰高度以1cm为宜,不可超过2cm。加热时应当用手执住载玻片一端,保持载玻片在水平状态,在火焰上缓缓左右移动,使透化液呈微沸腾状态,并随时补充蒸发的液体,适当补加蒸馏水,以免析出结晶。加热至材料略呈透明时,可放置待凉,为了防止干燥或水合氯醛结晶的析出,可加稀甘油1滴,然后盖上盖玻片在显微镜下观察。如发现透化不完全,可再反复加热,直至透明为止。

当上法不能使材料完全透明时,可采用下法。即剪取需要的部分材料,约8mm见方,放入试管中,加透化液2~3mL,在沸腾水浴中加热至显透明状态(一般需15~20min),将材料小心取出,放在盖玻片上,切成等大的2片,一正一反地并排放好,加透化液或稀甘油1滴,加盖玻片,即可进行观察。

(2) 涂铺制片法 主要用于花粉和孢子的形态观察。一般方法为:取花粉或孢子置载玻片上,然后按常规的方法用水合氯醛透化后封片。

(3) 乙酸分解制片法 本法用于花粉粒的形态观察,基本方法如下:

1) 将收集的材料(花或花粉)放入小玻璃管中,用冰乙酸浸泡,泡软后,将花药弄破。

2) 通过细铜网将花粉滤过到离心管中,经过离心沉淀后,倒去冰乙酸。

3) 加入乙酸酐-硫酸混合液(9∶1),将离心管放入水浴锅中(或具水的烧杯中)加热,一般都要煮沸(如果花粉壁很薄时,不需要煮沸),时时取出少许,在显微镜下检查,观察花粉粒内含物是否已全部除去。

4) 分解以后,离心沉淀,倒去混合液,加入蒸馏水,再离心,重复3次。

5) 加入50%甘油溶液,将甘油和花粉一起倒入小玻璃管中,并加入少许防腐剂(如麝香草酚、苯甲酸等)。

6) 将保存的材料取出少许,用甘油明胶制成片子,以加拿大树胶封边,制成观察固定片子。使用何种封片材料和方法才能使片子保存时间长,而其中花粉又完好,是值得进一步研究的问题,在国外现已采用硅油(silicone oil)封片。

(4) 表皮撕离法 很厚的叶片、萼片、花瓣或者浆果和茎的表皮等材料直接透化不能使它们透明,而且也不便整体封藏,因此需要把表皮撕离下来。利用镊子可以将软化了的或新鲜材料的表皮撕下来,也可将材料反转,用解剖刀将不需要的各层组织轻轻刮除,只留下表皮。将这样得到的表皮正面朝上放在载玻片上,加透化液一滴,通常只要在小火焰上稍微加热,就可以完全透明,然后封片观察。

经过透明了的表面标本片,均可以制成半永久性或永久性制片。

半永久制片:将临时制片除去水合氯醛液,加1~2滴甘油浸渍片刻,用滤纸吸尽,再重复1次,然后滴加溶化的甘油明胶,加盖玻片,适当加压,放置待冷却凝固,加贴标签即得。

永久制片:最适于整体封藏和涂铺制片的材料,可将其置带塞小试管或小瓶中,经低浓度和高浓度乙醇溶液、无水乙醇、丙酮、二甲苯等处理,逐步脱水,最后封藏在中性树胶中即得。撕离的表皮则因只有一层细胞厚,脱水操作亦可在载玻片上进行。

3.1.2.4 粉末标本片

粉末标本片主要用于粉末性药材及由粉末制成的中成药的观察。所用粉末必须能通过60目筛，较粗的粉末将会影响观察。其基本制片方法如下：

（1）临时性制片　用解剖针或牙签等物挑取粉末药材少许，放在载玻片中央，根据需要加入适宜的试液一滴，用针或细玻棒轻轻搅匀，待液体渗入粉末内部，并使液体成为边长1cm左右见方的一薄层，然后用左手食指与拇指夹持盖玻片的两侧边缘，将其左侧与液层的左侧接触，再用右手持镊子或解剖针托住盖玻片右侧，将其轻轻放下，液体受压而延展，充满盖玻片下方即得。有时也可用左手持镊子或解剖针抵住盖玻片的左侧，以防滑动。盖玻片放平正后，用滤纸片吸去溢出的液体，或从盖玻片边缘加液体以补充由于液体而产生的空隙。补加液体时应在空隙的相对边缘加入，以防气泡的产生。然后置镜下进行观察。但在制片时需注意以下几个问题：

1）含多量淀粉的药材粉末，如姜的粉末，其中所含的纤维及导管等具有鉴别意义的细胞往往被多量的淀粉掩蔽而不易见到，为此可取一部分粉末于试管中加水煮沸，使淀粉粒溶解，放置片刻或用离心机使细胞下沉管底，然后用长形吸管将管底的沉淀物吸出，供制片观察之用。

2）含多量油类的粉末常妨碍观察，可先进行脱脂，脱脂方法有二：①取粉末少许于小烧杯中，加氯仿少许搅拌浸渍，滤过，在滤纸上再加少许氯仿洗涤。②取粉末少许放在载玻片的中部，从玻片的一端加1滴氯仿或乙醚，将玻片的这一端微微提高，溶液即流入粉末，并从另端流出，如此处理3～4次，大部分油脂即可被脱去。

3）经上述处理的粉末如仍不理想，则可制备“粗纤维”，供观察之用。方法为：称取粉末1～2g，放入100mL的瓷皿中，加10%硝酸溶液50mL，煮沸30s，立即用细布滤过，并用100mL沸腾的蒸馏水分次洗涤布上的残渣。将布绷紧，用刀刮下残渣，放入瓷皿中，加25%氢氧化钠溶液50mL煮沸30s，如前滤过，并且用100mL沸腾的蒸馏水洗涤。将此“粗纤维”移入小玻管中，加入少量水及甲醛溶液，塞好保存。用时可用吸管吸出少量，封藏在水合氯醛、水或甘油中观察。经此处理后，细胞壁中的木质素被硝酸破坏，因而不显木化反应。含油甚多的粉末，应先进行脱脂。

4）颜色很深的粉末，可先进行脱色处理。方法为：取粉末少许置小烧杯中或载玻片上，加少许3%过氧化氢溶液或次氯酸钠溶液，待颜色变浅时，除去大部分液体，加新煮沸后放冷的蒸馏水，以及除去粉末中存在的许多气泡，即可供观察之用。

（2）半永久性制片　将粉末药材放在载玻片上，加1滴稀甘油使粉末充分湿润后，吸去多余的甘油，再将载玻片在火焰上略加热使温暖，随即用玻棒加甘油明胶1～2滴，并按前法加盖玻片，必要时可在盖玻片上轻轻加压，以免胶层过厚。所加甘油明胶的量需适当，不宜过少也不可过多。放在无尘处待其充分冷却凝固后，用小刀轻轻刮去溢在盖玻片外的甘油明胶，并用湿布擦净，加贴标签即可。

如需将经过水合氯醛液透化处理过的粉末标本片改用甘油明胶封藏，则可先将水合氯醛液尽量除去，加入1～2滴甘油混匀，再去掉甘油，然后加甘油明胶封藏。

（3）永久性制片　可采用下列两种方法进行。

1）将粉末药材放在载玻片上，先用无水乙醇充分润湿，除去无水乙醇，加二甲苯1滴，使其充分混匀，除去二甲苯，再加二甲苯1滴，如颗粒已透明，则除去二甲苯后，加入加拿大树胶的二甲苯溶液1滴，然后加盖玻片。树胶的量应适当，不可过多或过少。制好的标本片应放在温暖无尘处，待树脂硬固即可。

2）取粉末药材少量，置离心管中，加50%～70%乙醇溶液使完全浸没，用细玻棒不断搅拌，5～10min后，离心，倾去乙醇溶液；再加95%乙醇溶液搅拌，离心，倾去乙醇液；再加无水乙醇两次，丙酮1次，然后用丙酮与二甲苯的等量混合液处理，操作均如前，每次10～20min，时间长短视粉末粗细、木化程度及厚壁细胞的多少而定。最后加入二甲苯，此时可见材料渐透明，搅匀后，用滴管吸取混合液少量至载玻片上，滴加中性树胶液封藏并贴标签。

永久性标本片制作时可以进行染色，使形象鲜明，染色操作必须在滴加无水乙醇之前进行。染色方法可参照切片的染色项下进行。

3.1.2.5 磨制标本片

磨制标本片又叫做磨片。有些坚硬的动物类药材如珍珠、石决明及矿物类药材的断面观察不能制作切片来达到目的,则可磨成薄片。磨片可用手工磨制,也可用机器制作,其厚一般为20~30μm。现将手工磨制的方法简述如下:

选合适的材料,形状较大的要锯开,一般以长2~3cm、厚度0.5cm为宜。先用粗磨石,后用细磨石,将一边磨平,并充分洗净,干燥。然后用加拿大树胶或冷杉胶把磨平的一面黏在载玻片上(这张载玻片也要预先把黏合面磨毛,才能粘得牢固)。具体的树胶黏附法为:

先在药材的平面和载玻片上各涂一层浓稠的加拿大树胶或冷杉胶,放在加热板上加热至150℃±5℃,至用针挑起少量树胶立即变硬为止,取下,将材料聚贴在载玻片上,加压物,放冷即得。当黏合剂烘干硬固后,再把材料的另一面先用粗磨石磨到相当薄时,再改用细磨石磨到很薄。

最后用极细的研磨粉或氧化铝粉末加水或油调成糊状,放在平玻璃板上磨,一直磨到在显微镜上测量其厚度不超过30μm为止,测量方法见显微镜测量项下"显微厚度的测量法"。然后冲洗干净,干燥,用加拿大树胶或冷杉胶封藏,硬固后即得。

在磨制标本片时,有的材料比较松脆,磨时可能破碎,可考虑用适当的包埋剂进行包埋后再磨。如无适当的磨石,亦可用不同细度的砂纸来代替,但磨时也必须先粗后细,用力轻重均匀。

骨磨片制作法

1) 陈旧骨磨片法　取骨类药材,用锯锯成1~2mm厚的片(横断面或纵断面),放在粗磨石或砂纸上研磨。两面研磨均匀,磨到相当薄(约数百微米)后,用指抵住或用软木塞叠在上面,再在细磨石上用水研磨,磨至骨片呈斑白色透明时(一般磨至25~50μm)即可。注意研磨时应不断地用低倍显微镜做检查,至骨小腔、骨小管清楚时为止。然后用自来水洗净,于室温中干燥,干后封固载玻片上。封固的骨片镜检可见骨小腔及骨小管内充满空气而呈深色,观察时视野的亮度不宜太强。

2) 品红骨磨片染色法　取新鲜骨组织,锯成1~2mm厚的薄片,不经固定直接浸入50%乙醇品红饱和液(50%乙醇溶液100mL,复红7~8g)染2~3天,依次移入95%及100%乙醇品红饱和液(95%或100%乙醇100mL,复红1.5g)各染2~3天。从染液中取出骨片,放入二甲苯中,时间不限。从二甲苯中取出骨片,在粗磨石上磨,磨时不断用二甲苯湿润,最后在细磨石上磨成薄片,用二甲苯多次洗涤后置载玻片上封固。镜检可见骨小管及骨小腔呈红紫色。

3) Krause骨磨片银浸法　取成年管状骨质磨片,浸于无水乙醇中脱去脂肪及水。用蒸馏水洗数小时,放入0.75%硝酸银水溶液中浸24h,至骨片呈褐色。用蒸馏水洗,用毛玻璃轻轻地磨短时。蒸馏水洗,经各度乙醇脱水,二甲苯透明,封固。镜检骨小管及骨小腔呈褐色。

制矿物药薄片需要一套设备和技能,可委托研磨室进行,必要时才自己处理。

制薄片首先用切片机将样品切下一块,一般为2cm×2cm,要尽量薄些。无切片机时,可将药材打碎,选合适的薄片或薄块来加工。将所取样品首先在磨片机(或玻璃板)上将一面磨平,用冷杉胶(或加拿大树胶)把磨平的面黏在载玻片上,再磨另一面。磨到薄片近30μm厚时,则一定要在玻璃板上细心精磨,并用软磨料抛光。在显微镜下检查合格后,用冷杉胶封固,并置恒温箱中烤干(50℃以下约1~2周)。无需保存的薄片也可不粘盖玻璃,在观测时临时放上盖玻片以保护薄片和镜头。

一般薄片是由载玻璃、矿物药切片和盖玻璃三者组成。矿物药切片顶、底都有树胶膜。鉴别矿物组分时,若需进行侵蚀、溶解或染色反应,不但要取下盖玻璃,还要用乙醇或二甲苯先将顶面的树胶清洗掉。

易碎裂的样品,如赤石脂、禹余粮等土状、松散样或经炮制的药材,需在加拿大树胶或松香中浸煮黏固后再切、磨。水溶性样品,如大青盐等,研磨时全部过程均需用机油或松节油代替水。

研磨室的主要制片设备及用品:切片机及切刀、磨片机及磨盘、抛光机、磨片用玻璃板740mm×60mm×5mm、磨料(碳化硅160~180、320目,800~1000目,分别供粗磨、中磨、精磨用;钢玉粉2000~3000目,抛光前精磨用;三氧化二铬及三氧化二铁,抛光用,用3~4层纱布滤过备用)、黏合用冷杉胶或环氧树脂EMPA。

3.1.3 显微测量

在显微镜下用来测量细胞长度的工具叫显微测量计（尺），由目镜测微尺（ocular micrometer）和镜台测微尺（stage micrometer）组成，两尺要配合使用。

目镜测微尺是放在目镜内的一直径为 2cm 圆形玻片，其上有 100 等分格的刻度尺。每一小格表示的实际长度随不同的显微镜、不同放大倍数的物镜而不同。镜台测微尺是一块特制的载玻片，在它的中央由 1 片圆形盖片封固着一具有精细刻度的标尺，标尺全长为 1mm，分为 100 等份的小格，每小格的长度为 0. 01mm（10μm），标尺的外围有一小黑环，便于找到标尺的位置。显微测量时，先用镜台测微尺标定目镜测微尺每小格所表示的实际长度。在测量细胞时，移去镜台测微尺，换上被测标本，用目镜测微尺即可测得观察标本的实际长度（图 3-1）。

3.1.3.1 目镜测微尺的标定（校准）

（1）取下目镜，将目镜测微尺的刻度面向下放入目镜内的视场光阑上，再旋上透镜。

（2）将镜台测微尺盖片面朝上放在载物台上，用低倍镜观察，调节焦距看清镜台测微尺的刻度。

（3）移动镜台测微尺，同时转动目镜，使目镜测微尺与镜台测微尺平行靠近，并将两尺的“0”点刻度线或某刻度线对齐。然后从左向右查看两尺刻度线另一重合处，记录重合线间目镜测微尺和镜台测微尺的格数。以下式计算目镜测微尺每小格表示的实际长度（图 3-1）：

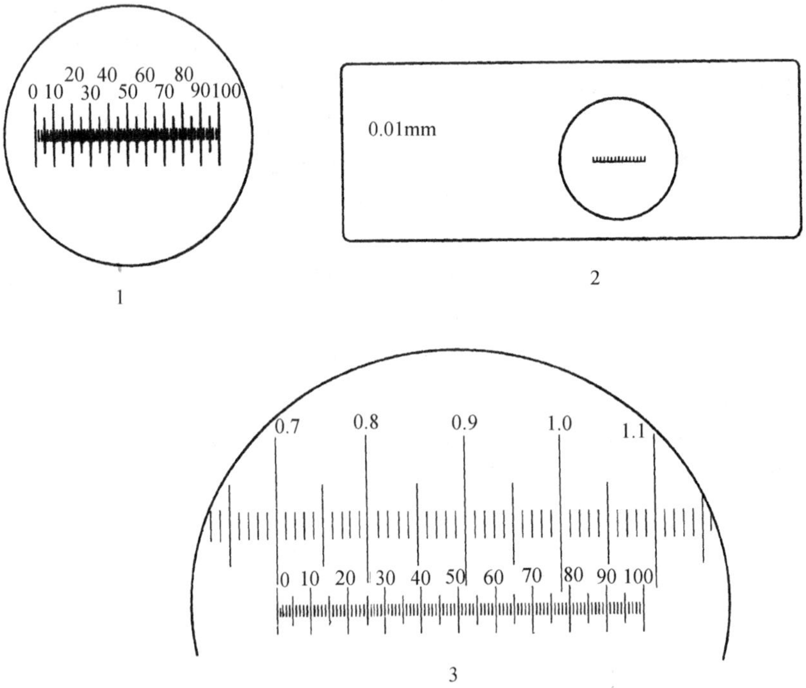

图 3-1 显微测量计（尺）

1. 目镜测微尺 2. 镜台测微尺 3. 目镜测微尺的标定

$$目镜测微尺每小格实际长度=\frac{镜台测微尺格数\times 10\mu m}{目镜测微尺格数}$$

（4）注意事项 在进行标定时，一般需测数次，取其平均值。如果换用接物镜时，目镜测微尺应重新校准。

3.1.3.2 微细物体的长度测量

将准备测量的标本片放在镜台上，用经校正的目镜和物镜（镜筒可伸缩时，需核对筒长）来观察，然后转动目镜使其中测微尺的刻度重叠在目的物上，观察该物总长度为多少小格，乘以前述的标定值，即得目的物的实际长度。例如采用10×目镜，45×物镜，镜筒不伸长，则标定值为3.2μm。测得目的物长度为26小格，则有26×3.2μm = 83.2μm，即目的物的实际长度为83.2μm。

由于观察有误差，因此上例计算所得数值的小数没有实际意义，应按显微特征的描述中大小和数量的描述方法进行处理，答案应为83μm。

测量实物时，应尽量使用高倍目镜及物镜，此时目镜量尺每小格所代表的长度值较小，测量误差亦较小，只有在测量高倍镜视野中容纳不下的物体时，才使用低倍镜。

3.1.3.3 大物体的长度测量

目的物的长度如果超过一个视野的直径，测量时，就需将上述的方法（微细物体的长度测量方法）做适当的改变。例如：目的物的长度为2~3个视野的直径而且目的物上可以找到分段的标记，那么可以移动标本片，进行分段测量，求其和。假如目的物的长度超过上述范围或者目的物上没有任何标记可以分段时，就必须采用其他方法来测量。

通常采用的办法是利用机械镜台上标本移动器的纵横标尺和装设在目镜环形光阑上的十字交叉线来测量。如果没有这种目镜，则可以利用十字交叉线的测微目镜或普通目镜量尺来代替。在用前者时，须将十字交叉线固定在某一点上，测量过程中不可移动；在使用普通目镜量尺时，需用加拿大树胶将目镜量尺固定在目镜的环形光阑上，以免测量过程中移动，然后选定中央长线的某一点代替十字线的交点。

测量时，先移动标本片，使目的物的一端与十字线的交点重合，记下机械镜台上移动器的纵横标尺的读数(x_0, y_0)，然后转动机械镜台使目的物的另一端与十字线交点重合，如前记录纵横标尺的读数(x_1, y_1)，算出两组读数的差值Δx和Δy，依下列公式计算目的物的长度：

$$\text{目的物的长度} = \sqrt{\Delta x^2 + \Delta y^2}$$

如果目的物的长轴恰好与机械镜台的纵标尺平行，那么测量时的目的物只要朝一个方向移动，此时，目的物的长度就等于同一标尺上前后两个读数之差。

由于机械镜台的标尺只能读到0.1mm，因此这种方法的误差较大，不适用于精密的测量。如果要使测量结果的误差不大于1%，则目的物长度须在10mm以上。另外这种方法只适用于直线物体的测量，不适用于弯曲的物体。

3.1.3.4 厚度的测量

在显微镜下测量物体的厚度时，一般可利用带分度微动调焦螺旋。先使焦点面与被测物体上表面准确地一致，记录这时的微动调焦螺旋的度数，这两者之差便是所测定的厚度。分度的单位通常为2μm或2.5μm，多刻在微动调焦螺旋上。因为具有分度的微动调焦螺旋能用来测定厚度，所以又叫做测微调焦螺旋。

用上法测得的厚度有时与物体的真正厚度不一致，这是由于介质的折射率不同而引起的。例如用油浸物镜观察加拿大树胶封藏的固定标本时，物体周围的介质与物镜下面的介质有同一折射率，所以用上法测量的数值与物体的真正厚度一致；但用干燥系物镜或水浸系物镜观察固体标本时，所取得的数值需要校正。

设用微调焦螺旋取得的测定值为d，物体周围介质的折射率为n，物镜与盖玻片之间的介质折射率为n'，则物体的真正厚度$d=nd'/n'$。

当使用干燥物镜时，$n'=1$，这时可以用$d=nd'$计算。常用的各种封藏剂的浸液折射率如下：空气1.000，蒸馏水1.336，海水1.343，甘油和水（1∶1）1.397，香柏油1.515，加拿大树胶1.51~1.53。

测定厚度时要考虑光学系统的焦点深度。如果焦点深，测定厚度时很难对焦点，不能得到准确的数值。如想得到精密的测定值，必须选择焦点浅而镜口率大的高倍物镜和放大率高的目镜。

但是，厚度的测定值总是没有长度的测定值准确。要求精密的测定值时，可以改变切片的切面方向，测定垂直方向就能把厚度当做长度来测定。

3.1.4 显微特征的观察与描述

3.1.4.1 显微特征的观察

（1）显微装片的种类及观察内容 根据需要可选用不同的试剂装片。一般有：水或甘油乙酸试液装片，主要用来观察淀粉粒等；甘油或液状石蜡装片用来观察糊粉粒；乙醇装片观察水溶性后含物如菊糖、橙皮苷等；水合氯醛液装片常用于观察横切片或粉末药材的各种细胞组织等，使之清晰可辨。装片方法见各类制片方法。

在显微观察中，如果需要判定某些细胞壁或后含物的性质，可按"显微化学反应"项下的方法，选用适宜的试剂装片。

(2) 镜检的方法　镜检时视野的寻找应先用低倍镜，再用适当的高倍镜观察。即按"先低倍后高倍"的原则进行。

为了避免在显微观察时，对标本片内某些少见或偶见的特征遗漏而影响观察结果，我们可采用"之"字移动法，使标本片沿着一定的线路移动，这样可以检查到玻片下的各个部位。

此法是在对焦后，旋动移动器，从盖玻片的左上角开始，逐渐使视野由左向右移动，到达右端后，使视野向近侧移动 2/3～3/4 个视野，然后使视野由右向左移动，到达左端后，再如前法移动，直到整个标本片全部观察完毕。镜检时视野移动线路如图 3-2。

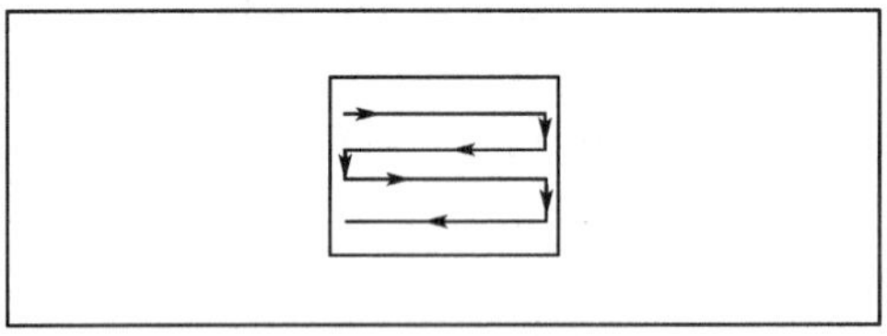

图 3-2　镜检时视野移动线路图

在进行一般的鉴定工作中，为了防止粉末混合不均匀的因素，需观察 13 张标本片为宜，以消除取样引起的差异。

(3) 鉴别特征的重复观察　在观察显微标本片(尤其是粉末或解离组织片时)，往往需要重新观察某个显微特征颗粒，为此有必要对该特征在标本片中的位置进行记录，以便再次观察时能够迅速重现。记录的方法有下列两种，可酌情采用。

1) 坐标法　把需要重现的特征移至视野的中央，记录标本移动器上横坐标与纵坐标上的位置即可。在重复观察时，只要放上该标本片并把标本移动器的纵坐标调节到记录的位置，所需观察的目的物就会出现在视野中。

2) 标记法　有两种方法：一种是纸上标记法，即剪一小片白纸，其形状与盖玻片相同，在纸上用小圆圈标记出盖玻片下目的物出现的相应位置，然后贴在载玻片的一侧，以供参考。另一种是盖玻片标记法，即用毛笔蘸墨在盖玻片上画一个小圆圈，表明目的物的位置。

应当注意的是，不论采用哪一种记录方法，盖玻片都不可移动。否则记录的数据或位置可能失效。

3.1.4.2　显微特征的描述

中药的显微特征是通过观察其各种显微制片所得到的显微形象，对这些显微形象进行精确而明白的描述是十分重要的。因此，显微特征的描述是显微鉴定工作中的重要内容，也是必备的基本功之一。

(1) 显微特征描述的一般方法

1) 组织排列的描述　主要用于完整药材的各种制片的组织观察。在描述时，一般是由外向内依次进行。例如茎类中药中草质茎的组织排列，应该先描述表皮，然后依次描述皮层、中柱鞘、维管束(韧皮部、形成层、木质部)、射线与髓。

在描述中除按常规要求注意其各部分的位置、形态、有无其他组织分布等特征外，还应该主要注意以下几个方面的问题：

射线：一般由几列细胞组成，单凭横切面观察，有时可得出错误的结论，要得到正确的结论，必须通过切向纵切面的观察。在切向纵切面上，可以见到多列式射线往往呈双凸透镜形，中间有多列细胞而上下两端渐窄至仅有一列细胞。因此，在横切面上由于切的部位不同，可以见到射线有一至多列细胞组成。

形成层：真正的形成层只有一层扁平的薄壁细胞，但与刚分裂形成的几层细胞没有明显的区别，在描述时有人把形成层描写为由数层细胞组成，这是不正确的。实际上，把这几层形状相似的细胞带称为"形成层区域"比较恰当。

此外，双子叶植物根类中具有次生构造，如果表面具有周皮覆盖，则通常不会有皮层存在，因为根的周皮通常发生于中柱鞘部位，等到周皮出现在根的表面时，皮层早已被推出而死亡并脱落了。在这种根的木栓层内侧有时可见到类似皮层的组织，这层组织很可能是栓内层，应当通过周皮发生部位的研究来加以确证。

2) 细胞形状的描述　可采用平面和立体两种方式进行，具体运用哪一种方式进行描述，可根据具体情况和工作需要加以选择。平面描述，就是根据一种显微制片上见到的细胞形状进行描述；立体描述，就是把显微制片上见到细胞3个切面（横切、径向纵切、切向纵切）的形状综合起来，描述其立体形状。平面描述比较简单易行，但不易使人得到立体的概念；而立体描述需要综合后才能写出，但其概念明确，最适用于粉末药材的观察。例如木栓细胞的平面描述：横切面观扁平而切向延长，纵切面观扁平而径向延长，表面观呈多角形；立体描述则是把上述3个切面见到的形状综合起来，描述其立体形状，即木栓细胞呈扁平多边形。又如纤维，平面描述其横切面观为多角形或小三角形，纵切面观为窄长纺锤形，纵向延长，横切面其中部呈多边形，末端呈三角形。

3）大小和数量的描述　有3种方式可在不同的情况下采用。①当目的物的大小或数量差异很小时，可记载1个数字，如直径约30μm。②当目的物的大小或数量有不很大的差距时，可记载两个数字，即最小值与最大值，如长为15～40μm，如有少数达50μm，则可记其长为15～40（50）μm。③若目的物的大小或数量有很大差距时，可记载3个数字，即最小值、常见值（不是平均值）和最大值，如长20～40～80μm。

在大小和数量的描述上，允许有少量超出上下限范围的数值，但超出的数字一般不得过±10%。

显微测量数据的处理应按下列规定进行：10μm以下可以带小数，如直径7.2μm；10μm以上的则宜把小数四舍五入变为整数，如所测的数据为10.5～39.8μm，应写成11～40μm；200μm以上的数值，则可把个位数四舍五入变为十位数，如207～384μm，应写成210～380μm。这是因为中药的原植、动物体本身变异和显微测量的精确度影响，使10μm以上数字中的小数和200μm以上数字中的个位数变得没有实际意义的缘故。

4）颜色的描述　中药显微特征的颜色，通常不是单纯的一种颜色，即使同一种组织或细胞，有时亦有差异。这样，在描述特征物的颜色时，往往要用两个描写颜色的字重叠使用，并以后一种颜色为主。例如：黄绿色，表示带黄色的绿色，即以绿色为主。此外，颜色常在一定的范围内并有所不同。例如浅黄色至深黄色，是指同一药材的颜色变化范围；而浅棕色或棕黑色则是指同一药材不同个体的颜色变化范围。上述颜色描述在含意上稍有不同，但第一种颜色应均指主要的或多数的颜色。

5）粉末特征的描述　粉末中药的显微制片在镜下观察时，多种组织碎片、细胞或内容物等杂乱无章地呈现在眼前，不像组织构造那样层次分明。因此，在进行特征描述时，首先需决定描述这些显微特征的顺序，也就是说，先描述什么，后描述什么。一般可遵循3条原则：即“先多数后少数，先特殊后一般，先感观后测试”。这3条原则不论是对于单纯粉末、混合粉末还是中成药粉末的显微特征描述，都是适用的。

先多数后少数：粉末药材镜检时，总是数量较多的容易被察见，数量较少的难于察见，有些特征极为稀少，所以在特征描述时应先描述多见的、易见的，后描述少见的、偶见的，并分别注明多见、少见、偶见等字样，以供参考。在进行描述工作中，检品特征被查见的难易有时会受到多方面的影响，从而导致描述的结果不准确。主要考虑下列几种情况：①检验操作的问题，如取样不匀；②磨粉过筛问题，如粉末不完全；③药用部位上的差异；④掺杂上的问题，如粉末中掺有其他物质，便可使原有物质的数量比例相应减少（主要考虑单味粉末药材特征的检出，如是混合粉末药材或中成药制剂，上述现象可能是正常情况）；⑤真伪上的问题。如在鉴定工作中发现上述情况，应立即分析原因，根据不同情况采取解决措施后再进行描述。

先特殊后一般：各类药材粉末都具有一些为本类药材粉末所共有的组织和细胞等特征。共性特征，就大多数情况来说，对于具体药材的鉴定没有多大用处。所以在描述时应先重点描述比较特殊的组织、细胞以及内含物等，因为它们才具有鉴别的实际意义，而且在描述时应力求详尽。对于一般的特征，就大多数情况来说，只要在最后简单地提一句就可以了。

此外，如果某类药材粉末应具有的组织细胞在检品中未被查出，则亦应注明，因为这是一种特殊情况，有助丁鉴定结果的推断。例如皮类药材粉末检不出木栓细胞，则可以推断检品的药用部位是“内皮”。

先感观后测试：在对每一种细胞或细胞内含物进行描述时，应当先从感观入手，然后再对最易检出的特点进行描述。

6) 中成药显微特征的描述　对于组方复杂的中成药，描述原则基本与粉末相同，但其中各类药材都有可能存在而不易体现“特殊”和“一般”的这种特点，为了便于分析比较检品的鉴别特征，描述顺序可按下列次序进行：水溶性物质（如菊糖、淀粉粒等）、晶体（如草酸钙结晶、矿物药的晶体等）、组织碎片（如植物的保护组织、厚壁组织、分泌组织、输导组织、薄壁组织以及动物药中的各种组织等）、细胞及其他。上述的描述顺序并不是绝对的，进行鉴定工作时，应根据具体情况不同做必要的变动。

3.2 绘图与显微摄影技术

3.2.1 绘图技术

绘图是从事中药研究的药学工作者必备的技能之一，从事中药鉴定工作，主要应掌握墨线图绘制的基本技术，如原植物、原动物图的绘制，药材及其饮片特征图的绘制，显微特征图的绘制，理化鉴定的色谱图和光谱图的绘制等。下面简介药用植物、药材及饮片、显微组织及粉末墨线图绘制的基本方法。

3.2.1.1 药用植物图的绘制

(1) 取药用植物活体或蜡叶标本放置于正前方适宜位置，暴露出植物体各部位主要特征。

(2) 取硬质绘图白纸1张，HB型铅笔1支，根据需要放大或缩小的比例，将植物体各部位所占面积（根的大小，茎的粗细、长短，叶的长宽，花序位置等）于白纸上画出轮廓范围。

(3) 根据光线的投影和绘图者目视的深度，绘图时采取由近及远、由明到暗的原则，对枝叶繁茂的植株，可进行适当的删减，以表面观所见物像为主。

(4) 植株绘图的先后次序，一般应先主干，后枝、叶、花、果，通常采取自下而上的顺序。每画一个部位或一个实体，都要注意比例准确。

(5) 绘画植物活体时，应表现出植物生长的立体感，如枝叶图像的深度，叶序交替的位置，叶面、花瓣的波折、卷曲等；绘画蜡叶标本时，虽然标本已被压成平面，但应注意叶的正反两面，叶脉的凹陷或凸出等，毛茸的分布及枝叶重叠的深度等，尽可能显示出主体感。

(6) 对于植物体明暗、凹凸的表现，可用均匀的细线条进行反衬，一般情况“凹黑凸亮”。切忌用黑铅浓墨涂抹。

(7) HB型铅笔绘草图，再用B型铅笔修正成铅笔稿图。

(8) 在铅笔稿图上用绘图笔直接描至晒图纸上。墨水多用碳素墨水。绘图钢笔的笔尖可选用粗细两种，根据需要可描绘出粗细两种线条。晒图纸上的墨线图可直接用于制版。

(9) 图成后，附以标尺，或注明放大或缩小倍数。如以标尺表明大小，则标尺需要用墨线绘制。写好图注。

3.2.1.2 药材及饮片图的绘制

药材外形图包括完整药材外形及横切面（或饮片）形态图，绘图方法与画药用植物图法基本相同，但应注意以下几点：

(1) 绘图的大小视需要而定（如图谱教材、论文插图等）。应对照实物标本，确定放大或缩小的倍数。对实物各部位的长短粗细及其所占面积，先在草图上绘出轮廓范围。图长一般以12cm×18cm大小为宜。

(2) 药材中根与根茎、茎木、皮类、果实、种子等，绘图时应注意表现实物的立体感，不可显得呆板。对于沟槽、棱线、皱纹、皮孔、地衣斑块、凹点、须根等均应清晰表明。立体感的表现法，除注意光线投影的明暗和目视者的深度，采取“凹黑凸亮”等反衬手法外，对饮片中及皮类药材等还应绘出断面的厚度或卷曲形状，以避免图形的平面化。药材外形图要突出外形特征，如形状、大小、表面纹理、断面特征（有无栓皮、内皮层环、形成层环、射线、髓部、裂隙、油点等）。运用线条表示立体感或特征时，应注意条理分明，疏密可辨，切忌随意不规则地涂抹。

(3) 供绘图用的实物标本要有代表性，如从某一角度绘图不能表示所有特征时，应从不同角度再行绘图。

3.2.1.3 显微特征图的绘制

(1) 绘图的种类　主要分为2大类，即组织图和粉末图。

1) 组织图　包括详图和简图两种。详图是描绘中药组织所有的细胞轮廓，分清每种组织、每个细胞的形状，如实地反映出动、植物组织的真实情况。简图是以不同的线条表示不同的细胞或组织的轮廓，看起来清晰，一目了然，但每个细胞的情况反映不出来，只能反映出组织构造的各部位。简图中的植物组织通常表示法如图 3-3。

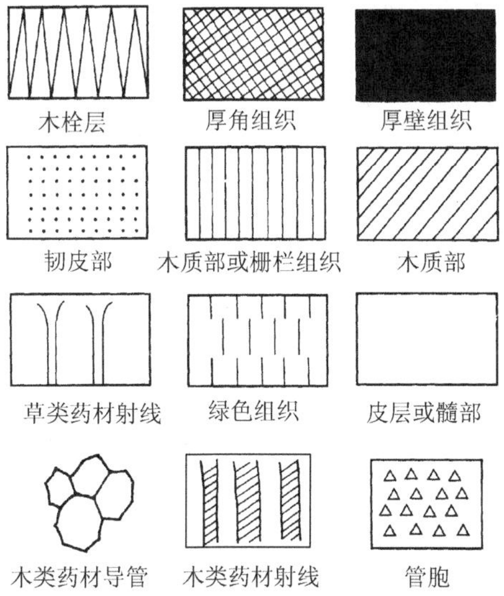

图 3-3　植物类中药组织简图各部位表示法

一般常用简图与详图配合共同表示某种药材的显微特征。即以简图表示轮廓，每部分再选择有代表性的一部分组织绘详图。

2）粉末图　是指细胞、后含物及某些组织碎片图。要选择具有代表性的特征描绘，一律绘制详图，单个细胞要求完整，组织碎片可绘全部或典型的一部分。

（2）绘图方法　显微绘图的方法根据采用的手段不同主要有四种方法。即徒手绘图法、网格绘图法、描绘器绘图法和投影绘图法。现将各种方法分别简介如下：

1）徒手绘图法　将绘图纸放在显微镜的右侧，用左眼观察镜内物像，右眼观察图纸，用铅笔（B 型的较好）将所见物画在图纸上。这种方法最为简便，除显微镜外，不需要特殊仪器或装置；但是如果缺乏绘图经验，则画出的图在形状和大小比例等方面容易失真。

为了使画出的图具有一定的放大倍数，则应当采用按比例画图的方法。具体方法需视所备的仪器和装置而定，如果只有目镜量尺和载台量尺，则可量取目的物的大小，乘以所需的放大倍数，用直尺标记在图纸上，再徒手画出其轮廓。此法比较麻烦，如果在一张纸上预先画好一系列放大倍数的比例尺，则操作可以简化。所选用的放大倍数应当是最常应用的整数，如 600 倍、300 倍、200 倍、100 倍、50 倍等。每两套数字可画在同一比例尺的上下两侧，比例尺画好后，不但有利于徒手绘图，也可用来核对已画好的或印出的图中目的物的实际大小。在同一目镜和物镜配合时，所画的各图最好都采用同样的放大倍数，便于相互比较，比获得相对大小的正确概念。为了便于准确表示镜中目的物的大小而节省计算的麻烦，应当另外画出一套比例尺，表示在每一对目镜与物镜配合时，目镜量尺小格在某一放大倍数时所代表的实际长度。例如当 6×目镜与 45×物镜配合时可用 400 倍和 200 倍；当 6×目镜与 10×物镜配合时可用 100 倍和 50 倍。整套比例尺的画法如下：

如采用 6×与 45×目镜物镜配合，画 1 个 400 倍放大的目镜量尺小格的比例尺。如果按常法标定目镜量尺小格的数值为 3.8μm，所以 50 小格所代表的长度为 190μm。用圆规从画好的 A 尺上量取 190μm×400 的长度并在 B 横线上做记号，标明 50，然后按几何作图法将此段直线划分为五等份，再将第一份划分为 10 等份。各比例尺也可按同样方法画出。有了这套比例尺，可以直接看出镜中目镜量尺小格数在某一放大率时所代表的实际长度。现以淀粉粒的绘图为例说明其用法如下：假设应用 6×日镜和 45×物镜配合，测得某淀粉粒的长度为目镜量尺的 15 小格（标化值 3.8μm），则用圆规或直尺从比例尺 B 上量取 15 小格的长度，在图纸上画 1 条同长的直线，按同样方法测量淀粉粒的宽度，并在图纸上画 1 条与前线垂直相交的直线代表此宽度，然后一边观察物像，一边将整个淀粉粒的轮廓用徒手画出。画好的比例尺在显微镜条件不变的情况下，可长期应用。

2）网格绘图法　此法需在目镜光阑上放 1 个网格测微尺（squared micrometer, netted micrometer），此测微尺玻片中央有 1cm 见方的四方格，划分成 100 个小方格，每个小方格为 1mm 见方。所用的绘图纸也需用铅笔画上方格，方格的边长可根据图形放大倍数的要求通过计算求得。例如，用 6×目镜与 10×物镜配合，按常法测得网格测微尺每小格边长的标化值为 160μm，图形预定放大 50 倍，则绘图纸上方格的边长应是：160μm×50 = 8000μm = 8mm。此法适用于低倍物镜下描绘形状较大的物体,如昆虫的肢、翅及植物横切面图等。

3) 描绘器绘图法　是利用显微描绘器绘图。显微描绘器是利用两组光学系统配合,将显微镜中的物像和图面影像叠合,同时送入观察者眼睛中,然后进行准确的描绘。显微描绘器的种类很多,一般可分为两大类,即平镜反射式和棱镜反射式。平镜反射式描绘器通称为阿培描绘器,它不带有目镜;棱镜反射式描绘器通称为无柄描绘器,它分为带目镜和不带目镜两种,前者习称为"绘图目镜",后者习称为"绘图棱镜"。

描绘方法:将描绘器按上述方法安装好,先用HB或B型铅笔轻轻依物像描出组织及细胞等的轮廓,再描其他细微特征。如要画的目的物大于一个视野,则画完一个视野后,需平移标本片和绘图纸,使描好的图与目的物的物像仍有少部分在视野中并重合,再如法描绘至目的物描完。移去描绘器,一边仔细观察所描绘的目的物,一边修改草图。草图修改好后,再用不同硬度的铅笔勾画,使线条平整圆滑、精确、粗细深浅一致。底图画好后,用半透明的硫酸纸绘墨线图,注意线条同样要均匀。

放大倍数的计算:所绘目的物图形的大小,在目镜和物镜一定的情况下,主要与描绘器和绘图纸之间的距离有关,两者距离越大,所绘的图像倍数越大,反之则小。有的人把显微镜的放大倍数作为图形的放大倍数,这是错误的。

放大倍数的计算可按下法进行:当图形画好后,用直尺(mm)量出画在绘图纸上目的物的物像的长度或大小,用其除以用目镜量尺量得目的物在同一方向的实际长度或大小,即得所绘图的放大倍数,例如:绘图纸上淀粉粒的直径是10mm,其实际直径是20μm(0.02mm),则放大倍数为10/0.02=500,记为×500。放大倍数的数字一般应为整齐数字,计算出的数字如不整齐,可按显微特征的大小描述中数据的处理方法进行。

如需绘制预定放大倍数的图形时,则应在绘图前将载台量尺放在载台上,调节描绘器与绘图纸之间的距离,使画在绘图纸上的长度与实际长度之比等于所需放大倍数即可。计算方法同前。

4) 投影描绘法　把直角棱镜装在目镜上方,利用较强的光源,把镜中的物像投影在直立的屏幕或绘图架的图纸上,进行描绘。如无直角棱镜,可将直筒显微镜倾斜成90°后,利用其本身的目镜投映,但此方法不适于封藏在液体中的临时性标本片。

此外,也可以设计一种描绘桌,桌面留有20cm见方的孔,孔上放1块玻璃,玻璃上放1张半透明的薄纸(如硫酸纸),显微镜放在桌面下,把目镜中的物像向上投影到绘图纸上,即可绘图。此法的优点是光度调节比较简单,且易绘出准确的图,如果光源较强,最好在显微灯前放1个滤光水槽,以吸收热量;又由于光度很强不适于一面寻找目标,一面描绘,绘图时需有遮光装置或在暗室中进行。

(3) 描绘中药显微特征图应注意的问题

在进行描绘中药显微特征图时,常需注意下列问题:

1) 组织简图宜在低倍镜下绘制;组织详图和粉末图、解离组织图宜在高倍镜下绘制。各种图都要尽可能画得准确,否则将失去鉴别意义。

2) 图纸应当是白色无条纹、能耐橡皮擦拭、质地较厚而光滑的坚实纸张,一般采用较厚的白色绘图纸为宜。

3) 在画解离组织和粉末标本片中的特征时,应当把特征按类别画出,同一类的最好画在一起,这样看起来既清楚,又便于比较。切忌将它们交错混杂排列。

4) 在画图前应当全面仔细地观察标本,熟悉它们的特征,然后选择适当的部分进行画图。决不可毫无准备,看什么就画什么,应当选择最典型的、最基本的目的物绘图来说明中药的特征。这样可以使人一目了然,获得明确的印象。

5) 在画图时,对一般的薄壁细胞可用单线画出,厚壁细胞可用双线画出以示厚度。用双线画图时,应当注意显微镜的调焦,应调焦到细胞壁最清楚、且较薄时再画,因为此时的焦点正好落在要画的细胞壁上。调焦不准确可使细胞壁看起来变厚了。

在高倍镜下绘画表皮表面上的毛茸时,往往看不到毛茸的全体,这时要把焦点对准毛的基部,待把毛茸基部画好后,再把焦点逐渐上移,同时把毛茸的中上部依次画出来。凡在1个焦平面不能看到细胞全体的制片中,均可采用上述方法画出细胞的完整形状。

6) 绘图时要注意整个图版的整齐和清楚,还要注意紧凑和节约。草图绘好后,必要时可将各图剪下来进行适当的排列,并将多余的部分删去。各图排列合适后,用胶水粘住,然后根据各图排列的全面情况来安排指示线和注字。指示线要用实线画出,切忌与图中的线条相平行或深入图内1/2以上,各线之间的距离亦应适当。一般指示线均为画在图的右侧的平行线,必要时可采用斜线。指示线及图中注字均应先在草图上用铅笔画出,这样对于不适当者可随时修改。

草图上的指示线和注字都设计好以后,就可以把全图用铅笔转描到半透明的硫酸纸上,或把草图放在描图箱的玻璃板上,然后覆盖白色的绘图用纸,底下用灯光照亮,用铅笔将图形转描下来。图版的下方要空出2~3cm高的一段,供书写图注。图注一般包括:图号、图的名称、放大或缩小倍数、图中注字所代表的意义。图注要简明扼要。

7) 印刷用图的绘制要根据准备登载的书刊的版心大小而定,图稿一般要比印出的图大一倍,因为制版时通常缩一倍,也可以根据要求绘出一定大小的图稿。印刷用图应一律描成墨线图,根据要求描在白纸或硫酸纸上,图中的注字(拉丁字母或阿拉伯数字)均应用印刷体剪贴,指示线亦应画成墨线。图中的所有条线都应是粗细均匀而连续不断。

墨线图画好后,最好用凹透镜观察缩小1/2时的形状是否合适。墨线的粗细和缩小制版后的效果有关,线条太细常不清楚,线条太粗则不美观。

3.2.2 显微摄影技术

显微摄影技术(microscopic photography)也称显微照相术,是利用摄影技术和显微镜技术把显微镜中观察到的组织、细胞图像记录下来,并以照片或幻灯片的形式供保存、观察、测量和分析。

3.2.2.1 显微摄影装置

显微摄影装置最基本的结构就是:显微镜加照相机。为了提高效率和效果,可增加一些辅助装置,如摄像目镜、调焦取景目镜、测光装置或自动感光装置等。

用于显微摄影的装置种类较多,但基本原理无显著性差异。较好的显微摄影装置具有记忆感光(多张胶片按相同感光量感光,常用于较大面积的分区摄影)、重复感光(在一张胶片上多次感光,把不同视野中的图像拍在同一张底片上,便于比较观察)、连续观察(似拍电影,但速度较慢,一般每秒钟2~5张)、数据记录(在胶片感光的同时,也在胶片上记录上有关数据,如编号、日期)等功能。

3.2.2.2 胶卷的选择

胶卷按色彩分为黑白和彩色的,按尺寸大小分135、120、波拉片(一次成像)等,按感光灵敏度分高感光度(ISO400~3200度)、中感光度(ISO50~200度)、低感光度(ISO12~25度),按成像性质分负片和反转片,按色彩要求分日光型和灯光型。

用于显微摄影的理想胶卷应该是:高分辨力、大反差、色饱和度高而颗粒细,感光灵敏度高。

(1) 一般选用黑白胶卷,其优点是清晰度高、效果易控制、操作简单、保存长久。彩色胶片适用于表现复杂色彩的标本,可鲜明、真实地显示所观察的结构,但效果较难控制。

(2) 尽管负片尺寸越大效果越好,但135胶卷在颗粒度、分辨力、机械强度方面已相当不错,能胜任大比例的放大,所以,一般选用135胶卷,它来源容易、品种多(可满足不同要求)、经济。所配套相机的自动化程度高,也给拍摄带来许多方便。波拉片的色泽不佳,保存性较差,也不易大量制作照片,所以除必须快速看到的照片外,一般不选用。

(3) 对于显微摄影来说,选用高感光度的胶卷是要经常考虑的。显微图像反差弱,色泽暗淡、贫乏,清晰度低,亮度低等是其先天的不足。看前3个因素,应选低感光度胶卷,它反差系数大、色饱和度高、清晰度好。而看第4个因素,却应选高感光度胶卷,但它的反差系数小、色饱和度低、清晰度差。这是矛盾的。综合考虑,在感光度能达到要求的范围内,越低越好。当然,有些情况必须用高感光度胶卷,如亮度太低的荧光标本、运动速度较快的细胞运动等。

(4) 负片与反转片都常用于显微摄影。对彩色片来说,负片的品种较多、经济、感光宽容度大,易操作等,但由于条件所限,无法自己亲自扩印,只好由彩扩部门代为制作。而他们不了解显微图像的特殊性、往往得不到满意的照片。尽管反转片较贵,操作较严格,但它的感光量,色彩还原,能被显微摄影者直接控制,能按自己的意图,呈现画面,色饱和度高,层次丰富,若经济及技术条件许可,应作为首选。

(5) 显微镜的光源多是钨丝灯,此时应选用灯光型彩色片。但灯光型的不易买到。也可用日光型的代替,但应在光路中加滤色片以调整色温。

3. 2. 2. 3 显微摄影装置的使用

在显微摄影的操作中,标本和显微镜的调节与普通观察使用没有什么不同,要说有不同,就是要求严格按程序操作。常用的显微摄影可分2种,一种是在摄影光路分出1个侧目镜。调节此侧目镜的调焦环至其中的以“+”字的线条呈分开的双线(4对),在此看到的标本图像就是将在胶卷上被记录下来的状态。另一种是不带侧目镜的,而是在观察目镜中有一片带格标尺,调节观察目镜上的调焦环至有格标尺清晰,在此看到的标本图像就是将在胶卷上被记录下来的状态。另外,可根据需要来设置感光度、快门时间或自动曝光、重拍、连拍、数值记录等。这些装置在摄影系统上都较直观,易操作。

(1) 拍摄操作的基本步骤

1) 手控显微摄影装置拍摄 ①将胶片装入照相机,并安装在显微镜上。②把将要拍摄的切片置显微镜下,开启光源,找到欲摄部位;选择镜头大小和接目筒的长短确定放大倍数;根据切片颜色和要突出的部位选择滤色片。如果光源是外来光源,反光镜要用平面镜,利用集光器调节,以获得较高的分辨率和反差。③在物镜调节清晰后,进行曝光。先通过试拍确定可需的时间,然后在快门上拨正刻度。照相机上的刻度有“T”,为使用1min以上的长时间者,开后不会自闭,到时需把它关上;“B”为使用1min以下者,开了能放手,到时将手一松,快门自闭;其他还有2s、1s、1/2s、1/3s,这些开了到时会自动关闭。快门速度调好后,即可按动快门,进行曝光。

2) 全自动摄影显微镜拍摄 ①将胶卷装入暗盒内。②按说明书连接电路。③检查电路是否正确连接,一切正确后,开启光源,检查拍摄装置进行情况。④在载物台上安置欲摄像的显微标本片,并调节至物像清晰,同时选择好拍摄部位调节至视野中心。⑤调节控制台控制旋(按)钮,核对胶卷定数,同时将控制定数旋钮转至胶卷定数。将通光量调节旋钮转到(根据标本要求)适当度数(一般为70%)。调节电压控制旋钮至5,再转动控制台亮度旋钮,直到显微镜视野内现黄色取景框“[ ]”,推进显微镜载物台的推进器,把拍摄部位移入取景框就是底片曝光范围,只有在取景框内的组织才能摄进底片,亮度指示(黄色圆斑点)在欲突出的中心目标上。按下曝光速度显示按钮,记录曝光时间。按初曝光快门按钮,拍摄即告完毕。

3) 全自动数码摄影显微镜拍摄 采用数码显微镜拍摄方便、快捷、拍摄方法可按照电脑程序指导的路径进行。

(2) 显微摄影需注意的问题

1) 滤光片的选择 显微摄影对滤光片的使用比一般观察时要重要得多,尤其是彩色摄影时滤光片配合得不好,会使拍摄效果大失水准。

拍摄黑白胶卷:为了达到最高分辨力和反差,应选用与标本颜色互补的单色滤光片。如橘红色的标本,选用蓝色滤光片;紫红色的标本,选用绿色滤光片等。较简单的方法是:换用各种颜色的滤光片观察一下,镜下的视觉与将在胶片上形成的效果相似。

拍摄彩色胶卷:使用滤光片要考虑的因素较多。如用灯光做光源的显微镜,选用日光型胶卷时,在光路上要加蓝色滤光片(如雷登80A型滤光片)把光线色温从3200K左右提高到5500K左右,适合于日光型胶卷对光色温的要求。否则,拍出的照片会偏色。滤光片的选择要根据需要的效果、所用的标本状况,光源性质和胶片特性等灵活掌握。例如,显微荧光摄影时,虽然用的是灯泡光源,但却不是发3200K色温的普通钨丝灯泡,而是高压汞灯,发出的是短波长光线,靠它激发产生荧光,故不能再加任何摄影用滤光片;再如用相差显微镜拍摄时,标本往往是无色透明,但在相差显微镜下呈现黄绿色,较适合人的视觉心理。此时,没有必要再去校正色温。否则,反而感到不真实。

2) 选择质量好的标本图像,这是拍摄到满意照片的前提,应引起拍摄者的高度重视。要选择合适的感光材料。

3) 严格地调整显微镜,调整不当所导致的不良现象,在普通观察时不易察觉到。但在照片上的差异却特别引人注目，如视野内亮度不均匀。调焦要准确。一是对目镜的调焦，一是对标本至物镜的工作距离。

4）光线强度要适当，使标本图像的反差，色彩饱和度达到满意。感光过程中应绝对避免振动，即使不易被察觉到的振动，也足以导致记录图像的模糊。感光要正确。测光表提供的感光时间仅是参考。尽管多数情况下此值与正确感光值是一致的。测光表是依视野灰度18%为根据，测其亮度而提供感光时间的。但许多情况下视野灰度大大偏离18%，所以实际的感光时间必须补偿。如暗背景的感光量应比测得值减少1~2倍；明视野背景下的很小面积的图像时应增加1~2倍。

3.2.2.4 暗室技术

一般地说，彩色片（包括负片和反转片）必须送到专业店去冲扩。而黑白感光材料处理容易，效果易控制，出样快等，适合于就地冲扩，被大多数实验室所采用。

有关黑白照片冲扩使用的感光纸、显影液、定影液等材料的选择，以及冲洗胶卷、印放照片、照片修整等技术省略，请参考有关专业书籍。

3.3 常用试剂的制备方法

3.3.1 显微鉴定试剂的配制

（1）透明剂及浸润剂

1）甘油乙酸液（史氏液）　取甘油、乙酸、水各等量混合。

2）稀甘油　取甘油33mL，加水至100mL，苯酚1滴。

3）水合氯醛液　取水合氯醛50g，加水15mL与甘油10mL溶解。

4）甘油乙醇液　取等量的甘油与50%乙醇溶液混合，即得。

5）乳酸氯醛液　取水合氯醛50g，溶于乳酸50mL中，即得。用于难透化的供试品。

6）乳酸酚液　取苯酚2g、乳酸2g、甘油4g与水2mL，混合，即得。

（2）封藏剂

1）加拿大树胶　常呈黄色或黄棕色浓厚的液体，同时可加二甲苯稀释。为组织切片的最常用封藏剂，封藏后可保存多年。

2）甘油明胶　取明胶（纯品）1份，甘油7份，水6份，苯酚结晶适量。将明胶溶于水中，溶解后，加入甘油及苯酚结晶（每100mL甘油明胶液加1g苯酚），搅拌均匀。趁热用纱布或玻璃丝滤过。在天气寒冷时，冷后会凝冻，用时需加热溶解。多用于徒手切片或滑走切片法所切成的组织薄片，以及花粉粒、孢子等做临时或短时间内观察用，制片保存时间数月到两年。

3）透明松香　将松香溶解于无水乙醇或二甲苯中，其浓度与常用的加拿大树胶相似。材料经脱水至无水乙醇时，可封藏于松香乙醇液中；若材料脱水后，用二甲苯透明，用松香二甲苯液封藏。可作为加拿大树胶的代用品，缺点是黏合力不强。

4）树胶甘油　取白色的阿拉伯胶40g，加水30mL，在水浴上加温溶解，加入甘油40g，麝香草酚0.1g，混合，溶解即得。

（3）制作组织切片试剂

1）番红溶液　番红为碱性染料，易溶于水及乙醇中。1%番红水溶液或取1g番红溶于100mL的50%乙醇溶液中。配制时需加热50~70℃，用玻棒时常搅拌，溶解后放冷，滤过，即可。可使木化及角质化细胞壁染成红色，淀粉粒呈淡红色。

2）甲紫溶液　为碱性染料，能溶于水、乙醇及丁香油中。配制方法是将甲紫1g溶于90%~95%乙醇100mL中。染色1~15min，可使纤维素细胞壁染成紫色，通常与番红做二重染色。

3）快绿溶液　为酸性染料，易溶于水，难溶于乙醇中。常用0.2%~0.4%的乙醇溶液，即取快绿0.5g、乙醇50mL、加水45mL。纤维素细胞壁可染成绿色。本品用低浓度乙醇溶液配制，易着色，染时也较快速。

4）Johansen番红溶液　取番红1g，溶于甲基溶纤素（乙二醇-甲醚）50mL，加乙醇25mL、水25mL，再加乙酸钠1g与甲醛溶液（36%~40%）2mL，混合溶解，即得。

5）Delafield苏木精溶液　取苏木精1g，溶于乙醇6mL中（A液）；另取硫酸铵铝约10g，溶于100mL水中，使成饱和溶液（B液）。将A液逐滴注入B液中，同时搅拌均匀，然后装入广口瓶中，瓶口用细纱布覆盖并扎紧，防止尘埃侵入。放在光线充足、空气流通处，3~5天后用滤纸滤过。滤液中加入甘油 25mL 与甲醇 25mL。将此液暴露在光线中至呈暗色为止(约需两个月)。再滤过并储存在带塞瓶中。使用时临时将此储备液加水稀释 3~4 倍。

6) 曙红溶液　取曙红 1g,溶于 90%乙醇溶液 100mL 中即得。

7) FAA 固定剂　取甲醛溶液(内含甲醛 36%~40%)10mL、冰乙酸 5mL、50%或 70%乙醇溶液 90mL,混合后,即得。

8) 郝氏黏合剂　取明胶 1g,加水 100mL,放置待膨胀后,在水浴上加热使溶解,再加入结晶苯酚 2g 与甘油 15mL,搅匀,滤过,即得。

9) 梅氏黏合剂　取新鲜鸡蛋 1 个,两端各开 1 小孔,用针刺破壳膜,将蛋竖立在清洁的量杯或玻璃瓶中,使蛋白完全流出,蛋黄仍留在壳中,如有韧带流出,可用镊子取去。加入与蛋白等量的甘油,搅匀,再加入水杨酸钠 1g 或研碎的麝香草酚结晶少许,混匀。用 2~3 层的消毒细纱布滤过,装入清洁的玻璃瓶中备用。可保存 2~6 个月,但 1 个月后黏力逐渐降低。

(4) 显微化学试剂

1) 间苯三酚试液　取间苯三酚 0.5g,加乙醇 25mL 使溶解,即得。

2) 氯化锌碘试液　取氯化锌 20g,加水 10mL 使溶解,加碘化钾 2g 溶解后,再加碘使饱和,即得。

3) 稀碘液　用 0.1mol/L 碘液。

4) 铜氨试液(氨制氧化铜)　取硫酸铜 10g,加水 100mL 溶解后,加氢氧化钠溶液(1→25)适量,使氢氧化铜沉淀,滤过,沉淀用冷水洗净,至洗液不再显硫酸盐的反应,将沉淀用氨试液极少量溶解,即得。

5) 苯肼试液　A 液:甘油 10mL、盐酸苯肼 1g;B 液:甘油 10mL、乙酸钠 1g。用时各取 1 滴。

6) α-萘酚试剂　取 α-萘酚 1.5g,加乙醇溶解至 10mL,即得。

7) 硝酸汞试液　取黄氧化汞 40g,加硝酸 32mL 与水 15mL 的混合液使溶解,即得。

8) 苏丹Ⅲ试液　取苏丹Ⅲ 0.01g,加乙醇 5mL 溶解后,加甘油 5mL,摇匀,即得。置棕色玻璃瓶内保存,在 2 个月内使用。

9) 紫草试液　取紫草粗粉 10g,加 90%乙醇溶液 100mL,浸渍 24h 后,滤过,滤液中加入等量的甘油,混合,放置 2h,滤过,即得。本液应在棕色玻璃瓶中保存,在 2 个月内使用。

10) 稀盐酸溶液　取盐酸 243mL,加水稀释至1000mL,即得。

11) 乙醇制氢氧化钾　取氢氧化钾 35g,置锥形瓶中,加无醛乙醇适量,使溶解并稀释成 1000mL,用橡皮塞密塞,静止 24h 后,迅速倾出上清液置棕色瓶中,即得。

12) 稀硫酸溶液　取硫酸 57mL,加水稀释至 1000mL,即得。

13) 稀乙酸溶液　取冰乙酸 60mL,加水稀释至 1000mL,即得。

14) 间苯三酚硫酸试液　取硫酸 5mL,慢慢加入水 5mL 中,混匀,冷后放入间苯三酚试液 10mL,混匀,即得。

15) 硫酸苯胺试液　取硫酸苯胺 1g,加水 70mL 溶解,再加乙醇 30mL、硫酸 3g,混匀,即得。

16) 乙酸苯胺试液　取苯胺 1g,加乙酸 2mL 及 50%乙醇溶液 87mL,混匀,即得。

17) 锇酸试液　取锇酸 0.1g,溶于 5mL 水中,即得。需密塞避光保存。

18) 多能试剂　先分别配制下列 3 种溶液:A、取乳酸 20mL,加苏丹红 G 或苏丹Ⅲ至饱和为止,加乳酸 30mL 稀释;B、取硫酸苯胺 0.55g 溶于 35mL 水中;C、取碘化钾 0.55g 及碘 0.05g 溶于 5mL 水中,再加入乙醇 5mL。将上述 3 种溶液混合,搅拌加入浓盐酸溶液 2.5mL,即得。加本液后慢慢加热,必要时补加少量试液。

19) 三硝基苯酚(苦味酸)试液　取三硝基苯酚 1g,加水或 90%乙醇溶液 95mL 溶解,即得。

20) 钨酸钠试液。取钨酸钠 1g 与乙酸钠 2g,加水溶解使成 10mL,即得。

21) 麝香草酚试液　取麝香草酚 1.5g,溶于 10mL 乙醇中,即得。

22) 钌红试液　取钌红 80mg,加 10%乙酸钠溶液 100mL 使溶解,即得。此试液易失效,一般在用前配制,避光保存。用量少时,可用针尖挑取钌红少量溶于少量 10%乙酸钠溶液中,使呈酒红色,即得。

23) 可拉林钠溶液　有两种配制方法:A、取可拉林(corallin)或玫红酸(rosolic acid)0.5g;溶于 90%乙醇溶液 10mL 中为甲液;另取结晶碳酸钠 25g,溶于 100mL 水中为乙液。两液分装储存,临用时取甲液1mL与乙液20mL混合。即得。B、取碳酸钠3g,溶于7mL水中。临用时取此液少量,加可拉林一小片,使呈粉红色即得。混合液不耐久储。

24）亚甲蓝试液

A. 醇溶液　取亚甲蓝0.1g,溶于25mL乙醇中。

B. 甘油溶液　取亚甲蓝0.1g,溶于5mL乙醇及25mL甘油中。

使用时,先加亚甲蓝醇溶液1～2滴,加盖玻片,过1～2min后,再加亚甲蓝甘油溶液。

25）硫堇试液　取硫堇(thionine)0.2mL,溶于25%乙醇溶液100mL中,即得。

26）墨汁液　取商品墨汁,在临用前加水稀释10倍,即得。

27）氯化汞溴酚蓝试液　取氯化汞10g,溴酚蓝0.001g,加水100mL溶解,即得。

28）甲紫溶液　取甲紫0.7g,溶于100mL水中,即得。

其他主要用于化学成分检识的显微化学试剂,详见化学鉴定试剂部分。

(5) 脱色剂　次氯酸钠溶液　取漂白粉10g,分次加水75mL,研匀;另取结晶碳酸钠15g,溶于25mL水中,分别加入上述溶液中,搅匀,放置待沉淀后,取用上清液,必要时滤过。

(6) 组织解离剂

1）硝铬酸溶液　取铬酸(三氧化二铬)10g,溶于10%硝酸溶液中使全量为100mL,即得。

2）5%氢氧化钾溶液　取氢氧化钾5g,溶于水中至100mL,必要时用玻璃棉或垂熔玻璃漏斗滤过,即得。

3.3.2 理化鉴定试剂的配制及试纸

(1) 化学定性常用试剂

1）乙醇制氢氧化钾试液　可取用乙醇制氢氧化钾滴定液(0.5mol/L)。

2）乙醇制氨试液　取无水乙醇,加浓氨试液使100mL中含$NH_3$9～11g,即得。本液应置橡皮塞瓶中保存。

3）乙醇制硫酸试液　取硫酸57mL,加乙醇稀释至1000mL,即得。本液含H_2SO_4应为9.5%～10.5%。

4）二硝基苯肼试液　取2,4-二硝基苯肼1.5g,加硫酸溶液(1→2)20mL,溶解后,加水使成100mL,滤过,即得。

5）三氯化铁试液　取三氯化铁9g,加水使溶解成100mL,即得。

6）三氯化铝试液　取三氯化铝1g,加乙醇使溶解成100mL,即得。

7）三氯化锑试液　本液为三氯化锑饱和的氯仿溶液。

8）对二甲氨基苯甲醛试液　取对二甲氨基苯甲醛0.125g,加无氮硫酸65mL与水35mL的冷混合液溶解后,加三氯化铁试液0.05mL,摇匀,即得。本液配制后7日即不适用。

9）亚铁氰化钾试液　取亚铁氰化钾1g,加水10mL使溶解,即得。本液应临用新制。

10）茚三酮试液　取茚三酮2g,加乙醇使溶解成100mL,即得。

11）钒酸铵试液　取钒酸铵0.25g,加水使溶解成100mL,即得。

12）氢氧化钠试液　取氢氧化钠4.3g,加水溶解成100mL,即得。

13）氢氧化钡试液　取氢氧化钡,加新沸过的冷水使成饱和溶液,即得。本液应临用新制。

14）氢氧化钾试液　取氢氧化钾6.5g,加水使溶解成100mL,即得。

15）重铬酸钾试液　取重铬酸钾7.5g,加水使溶解成100mL,即得。

16）铁氰化钾试液　取铁氰化钾1g,加水10mL使溶解,即得。本液应临用新制。

17）氨试液　取浓氨溶液400mL,加水使成1000mL,即得。

18）高锰酸钾试液　本液为0.02mol/L高锰酸钾溶液。

19）高氯酸试液　取70%高氯酸13mL,加水500mL,用70%高氯酸精确调至pH为0.5,即得。

20）高氯酸铁试液　取70%高氯酸10mL,缓缓分次加入铁粉0.8g,微热使溶解,放冷,加无水乙醇稀释至100mL,即得。用时取上液20mL,加70%高氯酸6mL,用无水乙醇稀释至500mL。

21）α-萘酚试液　取15%的α-萘酚乙醇溶液10.5mL,缓缓加硫酸6.5mL,混匀后再加乙醇40.5mL及水4mL,混匀,即得。

22）硅钨酸试液　取硅钨酸10g，加水使溶解成100mL，即得。

23）硝酸银试液　本液为0.1mol/L硝酸银溶液。

24）硫酸亚铁试液　取硫酸亚铁结晶8g，加新沸过的冷水100mL使溶解，即得。本液应临用新制。

25）硫酸汞试液　取黄氧化汞5g，加水40mL后，缓缓加硫酸20mL，随加随搅拌，再加水40mL，搅拌使溶解，即得。

26）硫酸铜试液　取硫酸铜12.5g，加水使溶解成100mL，即得。

27）氯化亚锡试液　取氯化亚锡1.5g，加水10mL与少量的盐酸使溶解，即得。本液应临用新制。

28）氯化金试液　取氯化金1g，加水35mL使溶解，即得。

29）氯化钙试液　取氯化钙7.5g，加水使溶解成100mL，即得。

30）氯化钠明胶试液　取白明胶1g与氯化钠10g，加水100mL，置不超过60℃的水浴上微热使溶解。本液应临用新制。

31）氯化铵镁试液　取氯化镁5.5g与氯化铵7g，加水65mL溶解后，加氯试液35mL，置玻璃瓶内，放置数日后，滤过，即得。本液如显浑浊，应滤过后再用。

32）稀乙醇溶液　取乙醇529mL，加水稀释至1000mL，即得。本液在20℃时含C_2H_5OH应为49.5%~50.5%（V/V）。

33）稀甘油溶液　取甘油33mL，加水稀释使成100mL，再加樟脑一小块或液化苯酚1滴，即得。

34）稀盐酸溶液　取盐酸234mL，加水稀释至1000mL，即得。本液含HCl应为9.5%~10.5%。

35）稀硝酸溶液　取硝酸105mL，加水稀释至1000mL，即得。本液含HNO_3应为9.5%~10.5%。

36）稀硫酸溶液　取硫酸57mL，加水稀释至1000mL，即得。本液含H_2SO_4应为9.5%~10.5%。

37）稀乙酸溶液　取冰乙酸60mL，加水稀释至1000mL，即得。

38）碘试液　本液为0.1mol/L碘液。

39）碘化汞钾试液　取二氯化汞1.36g，加水60mL使溶解，另取碘化钾5g，加水10mL使溶解，将两液混合，加水稀释至100mL，即得。

40）碘化钾试液　取碘化钾16.5g，加水使溶解成100mL，即得。本液应临用新制。

41）碘化钾碘试液　取碘0.5g，与碘化钾1.5g，加水25mL使溶解，即得。

42）碘化铋钾试液　取碱式硝酸铋0.85g，加冰乙酸10mL与水40mL溶解后，加碘化钾溶液（4→10）20mL，摇匀，即得。

43）改良碘化铋钾试液　取碘化铋钾试液1mL，加0.6mol/L盐酸溶液2mL，加水至10mL，即得。

44）稀碘化铋钾试液　取碱式硝酸铋0.85g，加冰乙酸10mL与水40mL溶解后，分取5mL，加碘化钾溶液（4→10）5mL，再加冰乙酸20mL，用水稀释至100mL，即得。

45）硼酸试液　本液为硼酸饱和的丙酮溶液。

46）溴试液　取溴2~3mL，置用凡士林涂塞的玻璃瓶中，加水100mL，振摇使成饱和的溶液，即得。本液应置暗处保存。

47）酸性氯化亚锡试液　取氯化亚锡20g，加盐酸使溶解成50mL，滤过，即得。本液配成后三个月即不适用。

48）碱式乙酸铅试液　取一氧化铅14g，加水10mL，研磨成糊状，用水10mL洗入玻璃瓶中，加乙酸铅22g的水溶液70mL，用力振摇5min后，时时振摇，放置七天，滤过，加新沸过的冷水使成100mL，即得。

49）碱性三硝基苯酚试液　取1%三硝基苯酚溶液20mL，加5%氢氧化钠溶液10mL，用水稀释至100mL，即得。本液应临用新制。

50）碱性盐酸羟胺试液　①取氢氧化钠12.5g，加无水甲醇使溶解成100mL。②取盐酸羟胺12.5g，加无水甲醇100mL，加热回流使溶解。用时将两液等量混合，滤过，即得。本液应临用新制，配成后4h即不适用。

51）碱性酒石酸铜试液　①取硫酸铜结晶6.93g，加水使溶解成100mL。②取酒石酸钾钠结晶34.6g与氢氧化钠10g，加水使溶解100mL。用时将两液等量混合，即得。

52）碳酸钠试液　取一水合碳酸钠12.5g，或无水碳酸钠10.5g，加水使溶解成100mL，即得。

53）碳酸氢钠试液　取碳酸氢钠5g，加水使溶解成100mL，即得。

54）乙酸铅试液　取乙酸铅10g，加新沸过的冷水溶解后，滴加乙酸使溶液澄清，再加新沸过的冷水使成100mL，即得。

55）磷钨酸试液　取磷钨酸1g，加水使溶解成100mL，即得。

56）磷钼酸试液　取磷钼酸5g，加无水乙醇使溶解成100mL，即得。

57）磷酸氢二钠试液　取磷酸氢二钠结晶12g，加水使溶解成100mL，即得。

58）糠醛试液　取糠醛1mL，加水使溶解成100mL，即得。本液应临用新制。

59）鞣酸试液　取鞣酸1g，加乙醇1mL，加水溶解并稀释至100mL，即得。本液应临用新制。

（2）常用试纸

1）三硝基苯酚试纸　取滤纸条浸入三硝基苯酚的饱和水溶液中，湿透后，取出，阴干，即得。临用时，浸入碳酸钠溶液（1→10）中，使均匀湿润。

2）姜黄试纸　取滤纸条浸入姜黄指示液中，湿透后，置玻璃板上，在100℃干燥，即得。

3）硝酸汞试纸　取硝酸汞的饱和溶液45mL，加硝酸1mL，摇匀，将滤纸条浸入此溶液中，湿透后，取出晾干，即得。

4）碘化钾淀粉试纸　取滤纸条浸入含有碘化钾0.5g的新制的淀粉指示液100mL中，湿透后，取出，干燥，即得。

5）乙酸铅试纸　取滤纸条浸入乙酸铅试液中，湿透后，取出，在100℃干燥，即得。

6）乙酸铜联苯胺试纸　取乙酸联苯胺的饱和溶液9mL，加水7mL与0.3%乙酸铜溶液16mL，将滤纸条浸入此溶液中，湿透后，取出，晾干，即得。

（3）常用缓冲溶液

1）枸橼酸-磷酸氢二钠缓冲液（pH4.0）

甲液：取枸橼酸21g或无水枸橼酸19.2g，加水使溶解成1000mL，置冰箱内保存。

乙液：取磷酸氢二钠71.63g，加水使溶解成1000mL。

取上述甲液61.45mL与乙液38.55mL，混合，摇匀，即得。

2）乙酸-乙酸钠缓冲液（pH3.7）　取无水乙酸钠20g，加水300mL溶解后，加溴酚蓝指示液1mL及冰乙酸60～80mL，至溶液从蓝色转变为纯绿色，再加水稀释至1000mL，即得。

3）乙酸-乙酸钠缓冲液（pH4.5）　取乙酸钠18g，加冰乙酸9.8mL，再加水稀释至1000mL，即得。

4）乙酸-乙酸钠缓冲液（pH6.0）　取乙酸钠54.6g，加1mol/L乙酸溶液20mL溶解后，加水稀释至500mL，即得。

5）乙酸-乙酸铵缓冲液（pH4.5）　取乙酸铵7.7g，加水50mL溶解后，加冰乙酸6mL与适量的水使成100mL，即得。

6）乙酸-乙酸铵缓冲液（pH4.8）　取乙酸铵77g，加水约200mL使溶解，加冰乙酸57mL，再加水至1000mL，即得。

7）乙酸-乙酸铵缓冲液（pH6.0）　取乙酸铵100g，加水300mL使溶解，加冰乙酸7mL，摇匀，即得。

8）磷酸盐缓冲液（pH6.8）　取0.2mol/L磷酸二氢钾溶液250mL，加0.2mol/L氢氧化钠溶液118mL，用水稀释至1000mL，即得。

（4）常用指示剂与指示液

1）石蕊指示液　取石蕊粉末10g，加乙醇40mL，回流煮沸1h，静置，倾去上层清液，再用同一方法处理两次，每次用乙醇30mL，残渣用水10mL洗涤，倾去洗液，再加水50mL煮沸，放冷，滤过，即得。变色范围pH4.5～8.0（红→蓝）。

2）甲基红指示液　取甲基红0.1g，加0.05mol/L氢氧化钠溶液7.4mL使溶解，再加水稀释至200mL，即得。变色范围pH4.2～6.3（红→黄）。

3）荧光黄指示液　取荧光黄0.1g，加乙醇100mL使溶解，即得。

4）钙黄绿素指示剂　取钙黄绿素0.1g，加氯化钾10g，研磨均匀，即得。

5）钙紫红素指示剂　取钙紫红素0.1g，加无水硫酸钠10g，研磨均匀，即得。

6）姜黄指示液　取姜黄粉末20g，用冷水浸渍四次，每次100mL，除去水溶性物质后，残渣在100℃干燥，加乙醇100mL，浸渍数日，滤过，即得。

7）酚酞指示液　取酚酞1g，加乙醇100mL使溶解，即得。变色范围pH8.3～10.0（无色→红）。

8）铬黑T指示剂　取铬黑T0.1g，加氯化钠10g，研磨均匀，即得。

9）淀粉指示液　取可溶性淀粉0.5g，加水

5mL 搅匀后，缓缓倾入 100mL 沸水中，随加随搅拌，继续煮沸 2min，放冷，倾取上层清液，即得。本液应临用新制。

10）硫酸铁铵指示液　取硫酸铁铵 8g，加水 100mL 使溶解，即得。变色范围 pH9.3～10.5（无色→蓝）。

11）麝香草酚蓝指示液　取麝香草酚蓝 0.1g，加 0.05mol/L 氢氧化钠溶液 4.3mL 使溶解，再加水稀释至 200mL，即得。变色范围 pH 1.2～2.8（红→黄）；pH8.0～9.6（黄→紫蓝）。

（5）常用滴定液

1）氢氧化钠滴定液（1mol/L、0.5mol/L 或 0.1mol/L）　NaOH = 40.00　40.00g→1000mL；20.00g→1000mL　4.000g→1000mL

配制：取氢氧化钠液适量，加水振摇使溶解成饱和溶液，冷却后，置聚乙烯塑料瓶中，静置数日，澄清后备用。

A. 氢氧化钠滴定液（1mol/L）　取澄清的氢氧化钠饱和溶液 56mL，加新沸过的冷水使成 1000mL，摇匀。

B. 氢氧化钠滴定液（0.5mol/L）　取澄清的氢氧化钠饱和溶液 28mL，加新沸过的冷水使成 1000mL。

C. 氢氧化钠滴定液（0.1mol/L）　取澄清的氢氧化钠饱和溶液 5.6mL，加新沸过的冷水使成 1000mL。

标定：氢氧化钠滴定液（1mol/L）：取在 105℃干燥至恒重的基准邻苯二甲酸氢钾约 6g，精密称定，加新沸过的冷水 50mL，振摇，使其尽量溶解；加酚酞指示液两滴，用本液滴定；在接近终点时，应使邻苯二甲酸氢钾完全溶解，滴定至溶液显粉红色。每 1 毫升氢氧化钠滴定液（1mol/L）相当于 204.2mg 的邻苯二甲酸氢钾。根据本液的消耗量与邻苯二甲酸氢钾的取用量，算出本液的浓度，即得。

A. 氢氧化钠滴定液（0.5mol/L）　取在 105℃干燥至恒重的基准邻苯二甲酸氢钾约 3g，照上法标定。每 1 毫升氢氧化钠滴定液（0.5mol/L）相当于 102.1mg 的邻苯二甲酸氢钾。

B. 氢氧化钠滴定液（0.1mol/L）　取在 105℃干燥至恒重的基准邻苯二甲酸氢钾约 0.6g，照上法标定。每 1 毫升氢氧化钠滴定液（0.1mol/L）相当于 20.42mg 的邻苯二甲酸氢钾。

如需用氢氧化钠滴定液（0.05mol/L、0.02mol/L 或 0.01mol/L）时，可取氢氧化钠滴定液（0.1mol/L）加新沸过的冷水稀释制成。必要时，可用盐酸滴定液（0.05mol/L、0.02mol/L 或 0.01mol/L）标定浓度。

储藏：置聚乙烯塑料瓶中，密封保存；塞中有二孔，孔内各插入玻璃管一支，一管与钠石灰管相连，一管供吸出本液使用。

2）重铬酸钾滴定液（0.016 67mol/L）　$K_2Cr_2O_7$ = 294.18　4.903g→1000mL

配制：取基准重铬酸钾，在 120℃干燥至恒重后，称取 4.903g，置1000mL量瓶中，加水适量使溶解并稀释至刻度，摇匀，即得。

3）盐酸滴定液（1mol/L、0.5mol/L、0.2mol/L 或 0.1mol/L）　HCl = 36.46　36.46g→1000mL；18.23g → 1000mL　7.292g → 1000mL；3.646g →1000mL。

配制：

A. 盐酸滴定液（1mol/L）　取盐酸 90mL，加水适量使成 1000mL，摇匀。

B. 盐酸滴定液（0.5mol/L、0.2mol/L 或 0.1mol/L）　照上法配制，但盐酸的取用量分别为 45mL、18mL 或 9.0mL。

标定：

A. 盐酸滴定液（1mol/L）　取在 270～300℃干燥至恒重的基准无水碳酸钠约 1.5g，精密称定，加水 50mL 使溶解，加甲基红-溴甲酚绿混合指示液 10 滴，用本液滴定至溶液由绿色转变为紫红色时，煮沸 2min，冷却至室温，继续滴定至溶液由绿色变为暗紫色。每 1 毫升盐酸滴定液（1mol/L）相当于 53.00mg 的无水碳酸钠。根据本液的消耗量与无水碳酸钠的取用量，算出本液的浓度，即得。

B. 盐酸滴定液（0.5mol/L）　照上法标定，但基准无水碳酸钠的取用量改为约 0.8g。每 1 毫升盐酸滴定液（0.5mol/L）相当于 26.50mg 的无水碳酸钠。

C. 盐酸滴定液（0.2mol/L）　照上法标定，但基准无水碳酸钠的取用量改为约 0.3g。每 1 毫升盐酸滴定液（0.2mol/L）相当于 10.60mg 的无水碳酸钠。

D. 盐酸滴定液（0.1mol/L）　照上法标定，但基准无水碳酸钠的取用量改为约 0.15g。每 1 毫升盐酸滴定液（0.1mol/L）相当于 5.30mg 的无水碳酸钠。

如需用盐酸滴定液(0.05mol/L、0.02mol/L或0.01mol/L)时,可取盐酸滴定液(1mol/L或0.1mol/L)加水稀释制成。必要时,标定浓度。

4) 高氯酸滴定液(0.1mol/L) $HClO_4$ = 100.46 10.05g→1000mL

配制:取无水冰乙酸(按含水量计算,每1g水加乙酸酐5.22mL)750mL,加入高氯酸(70%~72%)8.5mL,摇匀,在室温下缓缓滴加乙酸酐23mL,边加边摇,加完后再振摇均匀,放冷,加无水冰乙酸适量使成1000mL,摇匀,放置24h。若所测供试品易乙酰化,则需用水分测定法(2005版药典二部附录Ⅷ M第一法A)测定本液的含水量,乙酸酐调节至本液的含水量为0.01%~0.2%。

标定:取在105℃干燥至恒重的基准邻苯二甲酸氢钾约0.16g,精密称定,加无水冰乙酸20mL使溶解,加甲紫指示液一滴,用本液缓缓滴定至蓝色,并将滴定的结果用空白试验校正。每1毫升高氯酸滴定液(0.1mol/L)相当于20.42mg的邻苯二甲酸氢钾。根据本液的消耗量与邻苯二甲酸氢钾的取用量,算出本液的浓度,即得。

如需用高氯酸滴定液(0.05mol/L或0.02mol/L)时,可取高氯酸滴定液(0.1mol/L)用无水冰乙酸稀释制成,并标定浓度。

本液也可用二氧六环配制:取高氯酸(70%~72%)8.5mL,加异丙醇100mL溶解后,再加二氧六环稀释至1000mL。标定时,取在105℃干燥至恒重的基准邻苯二甲酸氢钾约0.16g,精密称定,加丙二醇25mL与异丙醇5mL,加热使溶解,放冷,加二氧六环30mL与甲基橙-二甲苯蓝FF混合指示液数滴,用本液滴定至由绿色变为蓝灰色,并将滴定的结果用空白试验校正,即得。

储藏:置棕色玻瓶中,密闭保存。

5) 高锰酸钾滴定液(0.02mol/L) $KMnO_4$ = 158.03 3.161g→1000mL

配制:取高锰酸钾3.2g,加水1000mL煮沸15min,密塞,静置两日以上,用垂熔玻璃滤器滤过,摇匀。

标定:取在105℃干燥至恒重的基准草酸钠约0.2g,精密称定,加新沸过的冷水250mL与硫酸10mL,搅拌使溶解,自滴定管中迅速加入本液约25mL,待褪色后,加热至65℃,继续滴定至溶液显微红色并保持30s不褪;当滴定终了时,溶液温度应不低于55℃,每1毫升高锰酸钾滴定液(0.02mol/L)相当于6.70mg的草酸钠,根据本液的消耗量与草酸钠的取用量,算出本液的浓度,即得。

如需用高锰酸钾滴定液(0.002mol/L)时,可取高锰酸钾滴定液(0.02mol/L)加水稀释,煮沸,放冷,必要时滤过,再标定其浓度。

储藏:置玻璃塞的棕色玻瓶中,密闭保存。

6) 硝酸银滴定液(0.1mol/L) $AgNO_3$ = 169.87 16.99g→1000mL

配制:取硝酸银17.5g,加水适量使溶解成1000mL,摇匀。

标定:取在110℃干燥至恒重的基准氯化钠约0.2g,精密称定,加水50mL使溶解,再加糊精溶液(1→50)5mL,碳酸钙0.1g与荧光黄指示液8滴,用本液滴定至浑浊液由黄绿色变为微红色。每1毫升硝酸银滴定液(0.1mol/L)相当于5.844mg的氯化钠。根据本液的消耗量与氯化钠的取用量,算出本液的浓度,即得。

如需用硝酸银滴定液(0.01mol/L)时,可取硝酸银滴定液(0.1mol/L)在临用前加水稀释制成。

储藏:置玻璃塞的棕色玻瓶中,密闭保存。

7) 硫代硫酸钠滴定液(0.1mol/L) $Na_2S_2O_3 \cdot 5H_2O$ = 248.19 24.82g→1000mL

配制:取硫代硫酸钠26g与无水碳酸钠0.20g,加新沸过的冷水适量使溶解成1000mL,摇匀,放置1个月后滤过。

标定:取在120℃干燥至恒重的基准重铬酸钾0.15g,精密称定,置碘瓶中,加水50mL使溶解,加碘化钾2.0g,轻轻振摇使溶解,加稀硫酸40mL,摇匀,密塞;在暗处放置10min后,加水250mL稀释,用本液滴定至近终点时,加淀粉指示液3mL,继续滴定至蓝色消失而显亮绿色,并将滴定的结果用空白试验校正。每1毫升硫代硫酸钠滴定液(0.1mol/L)相当于4.903mg的重铬酸钾。根据本液的消耗量与重铬酸钾的取用量,算出本液的浓度,即得。

室温在25℃以上时,应将反应液及稀释用水降温至约20℃。

如需用硫代硫酸钠滴定液(0.01mol/L或0.005mol/L)时,可取硫代硫酸钠滴定液(0.1mol/L)在临用前加新沸过的冷水稀释制成。

8) 硫氰酸铵滴定液(0.1mol/L) NH_4SCN =

76.12　7.612g→1000mL

配制：取硫氰酸铵 8.0g，加水使溶解成1000mL，摇匀。

标定：精密量取硝酸银滴定液（0.1mol/L）25mL，加水 50mL，硝酸 2mL 与硫酸铁铵指示液 2mL，用本液滴定至溶液微显淡棕红色，经剧烈振摇后仍不褪色，即为终点。根据本液的消耗量算出本液的浓度，即得。

硫氰酸钠滴定液（0.1mol/L）或硫氰酸钾滴定液（0.1mol/L）均可作为本液的代用品。

9）硫酸滴定液（0.5mol/L、0.25mol/L、0.1mol/L 或 0.05mol/L）　H_2SO_4 = 98.08　49.04g→1000mL；24.52g→1000mL　9.81g→1000mL；4.904g→1000mL

配制：硫酸滴定液（0.5mol/L）　取硫酸 30mL 缓缓注入适量水中，冷却至室温，加水稀释至 1000mL，摇匀。

硫酸滴定液（0.25mol/L、0.1mol/L 或 0.05mol/L）　照上法配制，但硫酸的取用量分别为 15mL、6.0mL 及 3.0mL。

标定：照盐酸滴定液（1mol/L、0.5mol/L、0.2mol/L 或 0.1mol/L）项下的方法标定，即得。

如需用硫酸滴定液（0.01mol/L）时，可取硫酸滴定液（0.5mol/L、0.1mol/L 或 0.05mol/L）加水稀释制成。必要时，标定浓度。

3.3.3　生物鉴定试剂的配制

（1）本教材电泳鉴定常用试剂

1）离胶缓冲液（pH8.9）　Tris（三羟甲基氨基甲烷）36.6g，1mol/L 盐酸溶液 48.0mL，加水至 100mL。

2）分离胶储液　丙烯酰胺 28g，*N*,*N*′-亚甲基双丙烯酰胺 0.74g，加水至 100mL，滤过后使用。

3）酸铵溶液　过硫酸铵 0.56g，加水至 100mL。

4）浓缩胶缓冲液（pH6.7）　Tris 5.98g，1mol/L 盐酸溶液 48.0mL，加水至 100mL。

5）浓缩胶储液　丙烯酰胺 10g，*N*,*N*′-亚甲基双丙烯酰胺 2.5g，加水至 100mL，滤过后使用。

6）40%蔗糖溶液　取蔗糖 40g，先加少量水溶解，再加水至 100mL。

7）四甲基乙二胺　原液。

8）电极缓冲液　Tris 6g，甘氨酸 28.8g，加水至 1000mL 作为储液，稀释 10 倍后使用。

9）琼脂液　琼脂 3g，加水 200mL，加热至沸即可。

10）染色液　考马斯亮蓝 R_{250} 0.2g，用少量甲醇溶解后，用含 20%甲醇和 7%乙酸的水溶液稀释至 200mL。

11）脱色液　含 20%甲醇和 7%乙酸的水溶液。

（2）基因鉴定常用试剂

1）Tris 缓冲溶液　配制见表 3-1。

表 3-1　各种 pH 的 Tris 缓冲溶液的配制

所需 pH（25℃）	0.1mol/L HCl 的体积/mL
7.10	45.7
7.20	44.7
7.30	43.4
7.40	42.0
7.50	40.3
7.60	38.5
7.70	36.6
7.80	34.5
7.90	32.0
8.00	29.2
8.10	26.2
8.20	22.9
8.30	19.9
8.40	17.2
8.50	14.7
8.60	12.4
8.70	10.3
8.80	8.5
8.90	7.0

例　某一特定 pH 的 0.05mol/L Tris 缓冲液的配制：将 50mL 0.1mol/L Tris 碱溶液与上表所示相应体积（mL）的 0.1mol/L HCl 混合，加水将体积调至 10mL。

2）常用的电泳缓冲液　配制见表 3-2。

表 3-2　常用的电泳缓冲液

缓冲液	使用液	浓储存液/L
Tris-乙酸（TAE）	1×：0.04mol/L Tris-乙酸	50×：242g Tris 碱
	0.001mol/L EDTA	57.1mL 冰乙酸
		100mL 0.5mol/L EDTA（pH8.0）

续表

缓冲液	使用液	浓储存液/L
Tris-磷酸(TPE)	1×:0.09mol/L Tris-HCl	10×:108g Tris 碱
	0.002mol/L EDTA	15.5mL85%磷酸(1.67g/mL)
		40mL 0.5mol/L EDTA(pH8.0)
Tris-硼酸(TBE)	0.5×:0.045mol/L Tris-硼酸	5×:54g Tris 碱
	0.001mol/L	27.5g 硼酸
		20mL 0.5mol/L EDTA(pH8.0)
碱性缓冲液	1×:50mmol/L NaOH	1×:5mL 10mol/L NaOH
Tris-甘氨酸	1×:25mmol Tris	5×:15.1g Tris 碱
	250mL/L 甘氨酸	94g 甘氨酸(电泳级)(pH8.3)
	0.1% SDS	50mL 10% SDS(电泳级)

注:1) TBE 浓溶液长时间存放后会形成沉淀物,为避免这一问题,可在室温下用玻璃瓶保存 5×溶液,出现沉淀后则予以废弃。以往都以 1×TBE 作为使用液(即 1 : 5 稀释浓储存液)进行琼脂糖凝胶电泳。但 0.5×的使用液已具备足够的缓冲容量。目前几乎所有的琼脂糖凝胶电泳都以稀释的储存液作为使用液。

进行聚丙烯酰胺凝胶电泳使用的 1×TBE,是琼脂糖凝胶电泳使用液浓度的 2 倍。聚丙烯酰胺凝胶垂直槽的缓冲液槽较小,故通过缓冲液的电流量通常较大,需要使用 1×TBE 以提供足够的缓冲容量。

2) 碱性缓冲液应现用现配。

3) Tris-甘氨酸缓冲液用于配制 SDS 聚丙烯酰胺凝胶。

(3) 基因鉴定常用储存液

1) 30%丙烯酰胺溶液　将 29g 丙烯酰胺和 1g N,N'-亚甲双丙烯酰胺溶于总体积为 60mL 的水中,加热至 37℃ 溶解后,补加水至体积为 100mL,用 Nalgene 滤器(0.45μm 孔径)滤过除菌,查证该溶液的 pH 不应大于 7.0,置棕色瓶中保存于室温[注:丙烯酰胺具有很强的神经毒性并可通过皮肤吸收。称量聚丙烯酰胺和亚甲双丙烯酰胺时应戴手套和面具。胶聚合后可认为聚丙烯酰胺无毒,但也应谨慎操作,因为它还可能会含有少量未聚合材料。一些价格较低的丙烯酰胺和双丙烯酰胺通常含一些金属离子,在丙烯酰胺储存液中,加入大约 0.2 倍体积的单床混合树脂(MB-1 Mall-inckrodt),搅拌过夜,然后用 Whatman 1 号滤纸滤过以纯化之。在储存期间,丙烯酰胺和双丙烯酰胺会缓慢转化成丙烯酰和双丙烯酸。]

2) 0.1mol/L 腺三磷酸(ATP)溶液　在 0.8mL 水中溶解 60mg ATP,用 0.1mol/L NaOH 调 pH 至 7.0,用蒸馏水定容至 1mL,分装成小份保存于-70℃。

3) 10mol/L 乙酸铵溶液　把 770g 乙酸铵溶解于 800mL 水中,加水定容至 1L,滤过,灭菌。

4) 10%过硫酸铵溶液　把 1g 过硫酸铵溶解于 10mL 的水溶液中,该溶液可在 4℃保存数周。

5) 2×BES 缓冲盐溶液　用总体积 90mL 的蒸馏水溶解 1.07g BES[N,N'-双(二-羟乙基)-2-氨基乙磺酸],1.6gNaCl 和 0.027g Na_2HPO_4,室温下用 HCl 调节该溶液的 pH 至 6.96,然后加入蒸馏水定容至 100mL,用 0.22μm 滤器除菌,分装成 10mL 小份,储存于-20℃。

6) 1mol/L$CaCl_2$ 溶液　在 20mL 纯水中溶解 54g $CaCl_2 \cdot 6H_2O$,用 0.22μm 滤器滤过除菌,分装成 10mL 小份储存于-20℃(注:制备感受态细胞时,取出一小份解冻并用纯水稀释至 100mL 用 0.4μm 孔径 Nalgene 滤器滤过,然后骤冷至 0℃)。

7) 2.5mol/L $CaCl_2$ 溶液　在 20mL 蒸馏水中溶解 13.5g $CaCl \cdot 6H_2O$,用 0.22μm 滤器滤过除菌,分装成 1mL 小份储存于-20℃。

8) 1mol/L 二硫苏糖醇(DTT)溶液　用 20mL 0.01mol/L 乙酸钠(pH5.2)溶液 3.09g,滤过除菌后分装成 1mL 小份储存于-20℃。DTT 或含有 DTT 的溶液不能进行高压处理。

9) 脱氧核苷三磷酸(dNTP)溶液　把每一种 dNTP 溶解于水至浓度各为 100mmol/L 左右,用微量移液器吸取 0.05mol/L Tris 分别调节每一种 dNTP 溶液的 pH 至 7.0(用 pH 试纸检测),把中和后的每种 dNTP 溶液各取一份做适当稀释,在表 3-3 中给出的波长下测出光吸收值,并计算出每种 dNTP 的实际浓度,然后用水稀释成终浓度为 50mmol/L 的 dNTP,分装后,储存于-70℃。

表 3-3 不同碱基的消光系数

碱基	波长/nm	消光系数 E/L/(mol/cm)
A	259	154
G	253	137
C	271	91
T	260	7400

10) 0.5mol/L EDTA(pH8.0) 在 800mL 水中加入 186.1g EDTA 二钠二水二乙胺四乙酸二钠(EDTA-盐需加入 $NaOH \cdot 2H_2O$),在磁力搅拌器上剧烈搅拌。用 NaOH 调节溶液 pH 至 8.0(约需 20g NaOH)然后定容至 1L,分装后高压灭菌,备用。

11) 溴化乙锭溶液(10mg/mL) 在 100mL 水中加入 1g 溴化乙锭,磁力搅拌数小时以确保其完全溶解,然后用铝箔包裹容器或转移至棕色瓶中,室温保存(注意:由于溴化乙锭是强诱变剂,并有中度毒性,使用含有这种染料的溶液时务必戴上手套,称量染料时要戴面具)。

12) 2×HEPES 用总量为 90mL 的蒸馏水,溶解 1.6g HEPES。

13) 缓冲溶液 NaCl,0.074g KCl,0.027g $Na_2HPO_4 \cdot 2H_2O$,0.2g 葡聚糖和 1g HEPES,用 0.5mol/L NaOH 调节 pH 至 7.05,再用蒸馏水定容至 100mL 用 0.22μm 滤器滤过除菌,分装成 5mL 小份,储存于-20℃。

14) IPTG IPTG 为异丙基硫代-β-L-半乳糖苷(相对分子质量为 238.3),在 8mL 蒸馏水中溶解 2g IPTG,用蒸馏水定容至 10mL,用 0.22μm 滤器滤过除菌,分装成 5mL 小份,储存于-20℃。

15) 1mol/L $MgCl_2$ 溶液 在 800mL 水中溶解 203.3g $MgCl_2 \cdot 6H_2O$,用蒸馏水定容至 1L,分装成小份,高压灭菌,备用(注:$MgCl_2$ 极易潮解,应选用小包装试剂)。

16) 1mol/L 乙酸镁溶液 在 800mL 水中溶解 214.46g 乙酸镁,用蒸馏水定容至 1L,高压灭菌,备用。

17) β-巯基乙醇(BME) 一般得到的是 14.4mol/L 溶液,应放在棕色瓶中于 4℃ 保存(BME 的溶液高压处理)。

18) NBT 把 0.5g 氯化氮蓝四唑溶解于 10mL 70%的二甲酰胺中,保存于 4℃。

19) 酚/氯仿 把酚/氯仿等体积混合后,用 0.1mol/L Tris-HCl(pH7.6)抽提几次以平衡这一混合物,置棕色试剂瓶中,上面覆盖等体积的 0.01mol/L Tris-HCl(pH7.6)液层,于 4℃ 保存(注:酚腐蚀性很强,并引起严重烧伤,操作时应戴手套及防护镜,在化学通风橱内操作,与酚接触过的部位应用大量水清洗,忌用乙醇)。

20) 10mmol/L 甲基磺酰(PMSF)溶液 用异丙醇溶解 PMSF 成 1.74mg/mL(10mmol/L),分装成小份储存于-20℃,如有必要可配成浓度高达 17.4mg/mL 的储存液(100mmol/L)[注:PMSF 严重损害呼吸道黏膜,眼睛及皮肤,吸入,吞进或通过皮肤吸收后有致命危险。一旦眼睛或皮肤接触了 PMSF,应立即用大量水冲洗之,凡被 PMSF 污染的衣物应予丢弃。PMSF 在水溶液中不稳定,应在使用前从储存液中现用现加于裂解缓冲液中。PMSF 水溶液中的活性丧失速率随 pH 的升高而加快,且 25℃ 的失活速度高于 4℃。pH 为 8.0 时,20μmol/L 的 PMSF 水溶液的半寿期大约为 85min。这表明将 PMSF 溶液调节为碱性(pH7.6)并在室温放置数小时后,可安全地予以丢弃。]

21) 磷酸盐缓冲溶液(PBS) 在 800mL 蒸馏水中溶解 8g NaCl,0.2g KCl,1.44g KH_2PO_4,用 HCl 调节溶液的 pH 至 7.4,加水定容至 1L 在 151bf/in^2(1.034×10^5Pa)高压下蒸汽灭菌 20min,保存于室温。

22) 1mol/L 乙酸钾溶液(pH7.5) 将 9.82g 乙酸钾溶解于 90mL 纯水中,用 2mol/L 乙酸调节 pH 至 7.5 后加入纯水定容至 1L,保存于-20℃。

23) 3mol/L 乙酸钠溶液(pH5.2 和 pH7.0) 在 800mL 水中溶解 408.1g 三水乙酸钠,用冰乙酸调节 pH 至 5.2 或用稀乙酸调节 pH 至 7.0,加水定容到 1L,分装后高压灭菌。

24) 5mol/L NaCl 溶液 在 800mL 水中溶解 292.2g NaCl 加水定容至 1L,分装后高压灭菌。

25) 10%十二烷基硫酸钠(SDS)溶液 在 900mL 水中溶解 100g 电泳级 SDS,加热至 68℃ 助溶,加入几滴浓盐酸调节溶液的 pH 至 7.2,加水定容至 1L,分装备用(注:SDS 的微细晶粒易于扩散,因此称量时要戴面具,称量完毕后要清除残留在工作区和天平上的 SDS,10% SDS 溶液无需灭菌)。

26) 20×SSC 在 800mL 水中溶解 175.3g NaCl 和 88.2g 枸橼酸钠,加入数滴 10mol/L NaOH 溶液调节 pH 至 7.0,加水定容至 1L,分装后高压灭菌。

27) 20×SSPE 在 800mL 水中溶解 17.3g

NaCl、27.6g $NaH_2PO_4 \cdot H_2O$ 和 7.4g EDTA，用 NaOH 溶液调节 pH 至 7.49g（约需 6.5mL 10mol/L NaOH），加水定容至 1L，分装后高压灭菌。

28）100%三氯乙酸　在装有 500g TCA 的容器中加入 227mL 水，形成的溶液 100%（*m/V*）TCA。

29）1mol/L Tris 溶液　在 800mL 水中溶解 121.2g Tris 碱，加入浓 HCl 调节 pH 至所需值（表 3-4），如 1mol/L 溶液呈现黄色，应予丢弃并制备更好的 Tris。应使溶液冷至室温后调定 pH，加水定容至 1L，分装后高压灭菌（注：尽管多种类型的电极均不能准确测量 Tris 溶液的 pH，但仍可向大多数厂商购得合适的电极。Tris 溶液的 pH 因温度而异，温度每升高 1℃，pH 大约降低 0.03 个单位。例如 0.05mol/L 的溶液在 5℃、25℃和 37℃时的 pH 分别为 9.5、8.9 和 8.6）。

30）Tris 缓冲盐溶液（TBS 25mmol/L Tris）　在 800mL 蒸馏水中溶解 8g NaCl、0.2g KCl 和 3g Tris 碱，并用 HCl 调 pH 至 7.4，用蒸馏水定容至 1L，分装后在高压下蒸汽灭菌 20min，于室温保存。

31）X-gal　为 5-溴-4-氯-3-吲哚-*β*-*d*-半乳糖，用二甲基甲酰胺溶解 X-gal 配制成 20mg/mL 的储存液，保存于一玻璃或聚丙烯管中，装有 X-gal 溶液的试管需用铝箔封好，以防因受光照而被破坏，并应储存于-20℃。X-gal 溶液无需滤过灭菌。

表 3-4　调节 Tris 水溶液 pH 所用盐酸的量

pH	HCl/mL
7.4	70
7.6	60
8.0	42

3.4　常用的显微化学反应

在进行显微鉴定工作中，经常使用显微化学反应来鉴定供试品组织或粉末中细胞壁、内含物或化学成分的性质，以鉴定其品种或质量。

本法主要用于药材的临时切片（新鲜的材料效果尤佳）或粉末。一般方法为：取符合要求的供试品（切片或粉末），置载玻片上，加适宜的化学试剂 1~2 滴，盖上盖玻片，在显微镜下观察化学反应结果。有的试剂在保存期间容易失效，因此在得到的反应结果与规定不符时，应取已知药材样品进行核对试验，以确定试剂是否失效。现将常见显微化学反应的鉴定内容及其方法分述如下。

3.4.1　细胞壁性质的鉴定

（1）木质化细胞壁　取药材切片或粉末，做下列显微化学反应。

1）间苯三酚-浓盐酸或间苯三酚硫酸反应　加间苯三酚试液 1 滴，使湿润，放置 2~3min，或将近干燥时，加浓盐酸溶液 1 滴，加盖玻片。木质化细胞壁显红色，红色的深度取决于木化的程度。如所有细胞壁均不显红色，则另取 1 片，加间苯三酚试液后，微热，放冷，再如前处理。如仍不显红色，则无木化细胞壁存在。

由于盐酸挥发性强，盐酸气与空气中的氨化合，常生成白色粉末状的氯化铵附着于瓶子的外壁，标本片制好后放置过程中，在标本片的上面也常产生这种现象。为了避免这种情况的发生，可以改用 25%（*V/V*）硫酸溶液来代替盐酸，或采用下法：加间苯三酚硫酸试液 1~2 滴，加盖玻片，放置 2~3min 后观察。此外，间苯三酚反应生成的红色不稳定，放置后能逐渐退去，变成淡黄色；细胞中如含有羟基苯丙烷衍生物（如香荚兰素、阿魏酸），也能变为红色，此种样品宜先用乙醇提取。

2）苯胺反应　加硫酸苯胺试液 1~2 滴，木化细胞壁显黄色。这种颜色稳定，能长期保存，但为了避免并存的草酸钙结晶被硫酸溶解，可改用乙酸苯胺试液。又“多能试液”中亦含有硫酸苯胺，可显同样反应。

3）氯化锌碘液染色　木质化细胞壁为黄色或棕色。

（2）木栓化或角质化细胞壁

1）染色反应　加苏丹Ⅲ试液或紫草试液 1~2 滴，放置片刻或稍加热。木栓化或角质化细胞壁显橘红色、红色或紫红色。

2）氯化锌碘反应　加氯化锌碘试液，显黄色或棕色。

（3）纤维素细胞壁

1）氯化锌碘反应　加氯化锌碘试液，显蓝至紫色。

2）氢碘酸反应　加氢碘酸，即显蓝色至蓝紫色。此反应较灵敏而迅速。

3）碘液硫酸反应　先加碘液 1 滴使湿润后，放置片刻，用滤纸条吸去多余的碘液，再加 66%（V/V）硫酸溶液 1 滴，显蓝色至紫色。

4）铜氨反应　加新鲜配制的铜氨试液 1～2 滴，纤维素细胞壁逐渐膨胀而溶解。

（4）半纤维素细胞壁　与纤维素细胞壁反应相同，但纤维素细胞壁遇水强烈膨胀，而半纤维素细胞壁遇水无显著膨胀现象。另遇碘液可显蓝色。

（5）硅质化细胞壁　加酸后硅质不溶解。硅质块亦可采用此法鉴别。

（6）黏液化细胞壁　加玫红酸钠乙醇溶液染成玫瑰红色。加钌红试液染成红色。

（7）几丁质细胞壁（壳多糖细胞壁）　没有纤维素、木质素、角质或木栓质反应。几丁质可溶于 3% 的乙酸。与 50% 碱液在 160～170℃ 加热 1h，变成甲壳糖胺（$C_{12}H_{24}O_{16}N_2$）、乙酸等。

3.4.2　细胞内含物化学性质的鉴定

（1）淀粉　取药材切片或粉末置载玻片上，加碘液 1 滴，加盖玻片后镜检，可见淀粉粒呈蓝色（直链淀粉）至紫红色（侧链淀粉）。加热则褪色，放冷则颜色复现。用此法可检查出药材中量少而颗粒小的淀粉粒。

（2）菊糖

1）取药材浸于 95% 乙醇溶液中一段时间后切片，或粉末用乙醇装片，菊糖可成球形或块状结晶析出。封藏在冷水合氯醛溶液中可逐渐溶化，并呈现放射状纹理。

2）α-萘酚反应　加 α-萘酚试液 1 滴，过 1～2min 后，用滤纸条吸去多余的试液，再加 80%（m/m）硫酸 1～2 滴，加盖玻片，必要时可稍加热，则菊糖呈紫色而溶解。

3）麝香草酚反应　加麝香草酚试液 1 滴，再加 80%（m/m）硫酸 1～2 滴，加盖玻片，必要时可稍加热，则菊糖呈胭脂红色溶解。

（3）可溶性糖类

1）取药材薄片，置 10% 硫酸铜溶液中浸 1～5min，取出，用水洗去表面的硫酸铜，移到预先滴有 50% 氢氧化钠溶液并加热的载玻片上，镜检，如有可溶性糖类成分，则可析出砖红色氧化亚铜沉淀。此法亦可用斐林溶液进行，即将已混合好的溶液 2～3 滴置于载玻片上，将切片放入，加热至沸腾后镜检。

2）取苯肼试液（A 液和 B 液）滴于载玻片上，加入药材粉末或切片，于水浴上煮沸 10min，葡萄糖、果糖产生黄色针晶束；麦芽糖集合成扇形的扁针状结晶；煮沸 30～60min 后蔗糖水解后也产生如葡萄糖的结晶。

（4）黏液质和果胶质类

1）钌红染色反应　加钌红试液，显红色（酸性黏朊和糖原显相同反应）。可拉林钠（玫红酸钠）试液显相同反应。

2）硫堇染色反应　加硫堇试液染成红色至紫色，并膨胀成球形的团块。

3）亚甲蓝染色反应　加亚甲蓝试液染成天蓝色。

4）墨汁试验　封藏在墨汁中，黏液质（或黏朊）呈无色透明块状，而其他细胞及细胞内含物均呈黑色。

因黏液质（或黏朊）遇水即强烈膨胀或溶解，所以药材宜在湿空气中或浸入甘油-乙醇的等量混合液中软化。制作切片过程中宜避免与水直接接触。

（5）糊粉粒（蛋白质）　蛋白质大多易溶于水，制作切片过程不可与水直接接触。切片或粉末中如含有多量油脂，宜先用石油醚或乙醚脱脂后，进行下列试验：

1）碘反应　封藏在碘液中，显黄棕色或黄色。

2）三硝基苯酚反应　封藏在三硝基苯酚试剂中，显黄色。

3）硝酸汞反应　封藏在硝酸汞试液中，显砖红色。

4）硝酸脱黄反应　封藏在浓硝酸溶液中，放置一定时间后，含有酪氨酸的蛋白质颗粒呈鲜黄色，用滤纸吸去硝酸，滴加稀氨溶液，可见黄色加深呈橙色或棕黄色。树脂和生物碱类成分也可产生黄色，但加稀氨溶液后不起变化，可以区别。

5）氯化汞溴酚蓝反应　将材料滴加氯化汞溴酚蓝试液 1 滴，5min 后用 0.5% 乙酸溶液冲洗除去多余的试剂，再用水洗 5min，用甘油装置，糊粉粒呈鲜黄色。

6）硫酸铜反应　滴加硫酸铜液及苛性碱水溶液，加热时蛋白质变为红色。

(6) 鞣质类

1) 钨酸钠反应 将药材切片或粉末封藏在钨酸钠试液中,生成黄棕色或红棕色沉淀。

2) 铁盐反应 将药材切片或粉末封藏在三氯化铁(或氯化亚铁、乙酸铁、硫酸铁)中,显蓝黑色(可水解鞣质)或黑绿色(缩合鞣质)。此外,变蓝色、绿色或深紫色亦均示含鞣质。在显微化学反应中,蓝色和绿色对鉴别鞣质类别无显著意义,因当植物中存在很多有机酸类(如枸橼酸)时,也可产生蓝色、绿色或深紫色。

3) 钼酸铵-氯化铵反应 取药材切片置载玻片上,加1~2滴钼酸铵-氯化铵溶液(由两者的饱和溶液等量混合而成),细胞中含鞣质时会析出黄色沉淀。此沉淀易溶于水和稀酸,试剂要新鲜配制。

(7) 草酸盐

1) 草酸钙结晶 在药材切片或粉末中观察到草酸钙结晶后,做下列试验:①加乙酸溶液,不溶。②加稀盐酸液可溶,但不产生气泡(可与碳酸钙区别)。③加20%(*m/m*)硫酸溶液可形成硫酸钙针晶;为进一步鉴别硫酸钙针晶与草酸钙针晶,可加氯化钡溶液1~2滴,硫酸钙结晶可与之反应产生硫酸钡膜状物,草酸钙结晶无变化。

2) 草酸镁结晶 在某些来源于单子叶植物的药中有时会存在,呈不规则的聚合物或辐射状类球晶。①加乙酸溶液,不溶。②加稀盐酸溶液或20%硫酸溶液溶解,但不形成硫酸钙针晶。

(8) 碳酸钙(或钟乳体)

1) 封藏在稀乙酸溶液或稀盐酸溶液中,均溶解并产生气泡。

2) 封藏在20%硫酸溶液中,溶解并产生气泡,片刻后析出针状及针簇状的硫酸钙结晶。

3.4.3 细胞组织中化学成分的鉴定

本项显微化学鉴别反应,实验内容已归属于化学定性鉴定项下,下面仅举部分实例加以说明。

(1) 生物碱类的鉴别 检查药材组织细胞中是否有生物碱存在,一般都可在切片上加碘化铋钾、碘碘化钾等试剂,生物碱与之反应生成棕红色沉淀;1%~5%的氯化金与氯化铂试剂,常可与生物碱生成一定形状的结晶性沉淀,可用于鉴别。由于生物碱类别众多,常需用特殊方法进行,下面举几例加以说明:

1) 百部生物碱 新鲜百部根切成薄片,加氯化金试液一滴,可形成颗粒状结晶。

2) 莨菪碱 取颠茄叶、根或曼陀罗叶切片,滴加氯化锌碘溶液,莨菪碱可与之生成多角形片状结晶。

3) 小檗碱 ①取黄连、黄柏或其他含小檗碱的药材粉末少量置载玻片上,加1%盐酸溶液1滴,加盖玻片放置片刻镜检,可见有黄色杆状或针状盐酸小檗碱析出。②取同上粉末置载玻片上,加乙醇1~2滴及30%硝酸溶液1滴,加盖玻片后镜检,可见黄色针簇状或针状硝酸小檗碱结晶,放置或加热后,结晶消失并显红色。

(2) 苷类成分的鉴别 苷类成分类别多,因而显微化学反应也像一般定性反应,亦需根据成分类别进行:

1) 苦杏仁苷 ①普鲁士蓝反应:取材料厚切片(如苦杏仁)置2%氢氧化钾溶液中浸片刻;另取0.5%三氯化铁溶液与20%氯化亚铁水溶液等量混合,加热至沸,将上述用碱处理过的材料放置其中5~15min,将材料移到盐酸中放置5min,如有苦杏仁苷存在,切片上可出现蓝色。②苦味酸钠试验:取药材切片浸入苦味酸溶液中,30min后取出,用水洗涤,移至载玻片上,加10%碳酸钠溶液,应显红色。

2) 丹皮酚 取少量牡丹皮粉末行微量升华(将粉末置载玻片或长方形铜片上,粉末外加铜制或其他材料制的空心圈,圈上加一载玻片,在底部加热),可见有物质凝集在上面的载玻片上,停止加热,镜检,可见长柱状或针状结晶,于结晶上滴加1%三氯化铁醇溶液1滴,结晶溶解而显暗紫色示有丹皮酚。

3) 蒽醌类成分 取大黄粉末行微量升华,镜检可见黄色针状或羽毛状(高温)结晶,加一滴碱液,结晶溶解并显红色示有蒽醌类成分。

4) 甘草酸 取甘草切片置载玻片上做下列试验:①加80%硫酸液显黄色至橙黄色。②加氢氧化钠溶液产生红色无定形物质。

(3) 挥发油类鉴别

1) 一般鉴别 含挥发油类药材的切片或粉末镜检常可见黄色油滴。此外,可做下列试验:①加苏丹Ⅲ或紫草试液1滴,稍加热,可见油滴染成红色。为与脂肪油区别,可将材料微量升华后,将凝集在玻片上的油滴加苏丹Ⅲ试液,如显红色为挥发油。②加80%乙醇溶液溶解。

2）特殊成分鉴别　由于挥发油成分复杂，故亦需针对不同成分进行试验，如：

桂皮油：取少量肉桂粉末行微量升华，于升华物上加10%盐酸苯肼溶液1滴，镜检，可见桂皮醛苯腙杆状结晶；此试验亦可直接以肉桂粉末加氯仿数滴与盐酸苯肼液进行，结果相同。

薄荷油：薄荷粉末少量行微量升华至得油滴状物，加硫酸1～2滴及香草醛结晶少许，显黄至橙黄色，加水1滴变紫红色（检查薄荷醇）。

丁香油：取丁香粉末少量置载玻片上，加氯仿数滴与3%氢氧化钠的氯化钠饱和溶液1滴，加盖玻片镜检，可见丁香酚钠针状结晶。

（4）脂肪油或树脂的鉴别　取含此类成分的药材切片或粉末，封藏在水合氯醛溶液中，脂肪油呈油珠状，树脂呈块状或不规则形颗粒状；加80%乙醇溶液均不溶解（蓖麻油和巴豆油可溶，例外）亦可做下列试验：

1）苏丹Ⅲ及紫草染色反应　加苏丹Ⅲ试液或紫草试液，均染成橘红色、红色或紫红色。多能试液有同样效果。

2）锇酸染色反应　加锇酸试液，脂肪油染成棕色至黑色，树脂不染色。

药材的显微化学鉴别方法，除上述的几种基本类型外，有些药材由于含有特殊的化学成分且具有特殊的显微化学反应，在鉴别时，可在了解本方法的原则后，根据药材中化学成分的性质加以设计。

显微化学反应除用于上述定性鉴别外，还有用于探查药材中某种成分的存在部位。

3.5　薄层色谱的关键技术

薄层色谱鉴定法是目前中药理化鉴定方法中最常用的方法之一，并已经成为各药品检验部门、药品生产、经营部门质检人员必备的和必须掌握的实用技术。参照《中国药典》的要求和相关文献，将薄层色谱的关键技术归纳如下，供实验和工作中参考。

3.5.1　薄层色谱用器材的选择

（1）薄层板　可用预制板或手工自制板。用于制备薄层板的玻璃板要求表面光洁、平整，最好使用厚薄1～2mm的优质平板玻璃，玻璃板需洗净至不挂水，晾干，储存于干燥洁净处备用。选用预制板应注意生产厂家提供的有关参数，经挑选，试用是否符合要求。

药典收载的品种所使用的吸附剂基本上是加有黏合剂的商品硅胶G或加有荧光剂的硅胶GF_{254}，有的另加有其他黏合剂，如羧甲基纤维素钠以加固薄层板面。硅胶H也较常用。有的品种要求使用加有酸（如硼酸）、碱（如氢氧化钠）或缓冲溶液的薄层板。不同生产厂家或不同批次的商品硅胶质量不可能完全一致，常常会影响分析结果的重现性，在重复实验时尤应注意。硅胶G可能因长期存放而使黏合力降低，同时需注意药典正文中大部分品种的薄层鉴别展距一般在10cm以下，故基本上以长度为10cm的薄层板为主，薄层的厚度一般为0.25～0.3mm，有的品种用厚0.5mm的薄层板。

（2）涂布器　应能使吸附剂在玻璃板上涂成一层符合厚度要求的均匀薄层。涂层的工具有手工、半自动、全自动薄层涂布器。

（3）点样器材　最常用也最方便的是定量点样毛细管（微升毛细管），规格有0.5μL、1.0μL、2.0μL、5.0μL、10μL等多种。选用时要求标示容量准确、管端平整光滑、管壁洁净、液流通畅、无堵塞、无污染。也可使用色谱用的微量移液管或薄层用微量注射器。

（4）层析缸　应当用薄层色谱专用的层析缸，层析缸有水平式及直立式两种类型；日常使用最多的是直立式层析缸，它又分为平底层析缸和双槽层析缸。双槽层析缸具有节省溶剂、便于预平衡、可控制层析缸内的湿度等优点。水平式层析缸需要使用预制板或“加固”的自制板（如加羧甲基纤维素钠），用水平式层析缸还可以从薄层板的两侧向中间展开，这样可使一块薄层板所承受的样品个数比常规上行展开的薄层板增加1倍，但是由于展距短（约5cm），所以适合于高效预制板。

（5）显色及检测器材　载有供试品的薄层板展开后，有的需要用某些试剂（显色剂）使之显色。涂布显色剂的方法有喷雾法及浸渍法。喷雾用的喷雾瓶应能在一定压力下使试剂喷成均匀的细雾状。浸渍法用的浸渍槽为特制的扁平玻璃槽，使用时，将展开后的薄层板平稳垂直地放入浸渍槽中一至数秒钟后取出，揩净薄层板背面残存的试剂（需要时可加热）使之显色。

观察薄层色谱用的紫外光灯装有长波段(365nm)和短波段(254nm)紫外光管两种。前者用于观察具有荧光的色谱，后者一般用于观察硅胶 GF_{254}板在荧光背景下的荧光淬灭斑点。选用紫外光灯应注意荧光管的功率和滤光片的规格。

3.5.2 操作方法

(1) 薄层板的制备　除另有规定外，应将1份吸附剂加适量的水(如一份硅胶G一般加3份水)，在研钵中用研杵沿一个方向小心研磨至成均匀的有适当黏稠度的胶浆，立即倾入涂布器中，均匀地向前推进涂布在玻璃板上，或按照不同涂布器的规定操作涂布。涂布好的薄层板于室温下在水平台上晾干，再在规定的温度(一般为105～110℃)下烘约30min活化，储于干燥器中备用。薄层的厚度一般为0.2～0.3mm。由于国产商品硅胶的颗粒大小分布较宽(10～40μm)，特别用颗粒较粗的硅胶，涂布的太薄反而降低分离能力，所以有的品种要求用0.5mm厚的薄层板。薄层板一般要求新鲜制备，当天使用。使用前应在反射光和透射光下检查板面是否均匀，板面不均匀、有气泡或有麻点、有破损或已污染，如灰尘(日光下检查)、纤维(紫外光灯下检查)者应弃去不用。

(2) 点样　一般按规定用微升毛细管(或其他符合要求的点样工具)分别吸取供试液或对照液，以垂直方向小心接触薄层板面，做点状点样或条带状点样。点样基线与底边距离，视所用板的大小，相距1～2cm，多数品种采用长度为10cm的板，故点样距底边1cm为宜。样品原点之间的距离视情况为1cm、1.5cm或2cm，原点直径应不大于3mm(高效板原点直径应更小)。如点样量较大或为了改善分离度，也可点成1～2mm狭细的窄长条带(长度视情况而不同)，点样时需注意尽量不要损伤薄层板面，如条带点样，应注意条带的均匀。预制板或加固的自制板，使用专门的条带点样器(如喷雾状条带点样器)。

(3) 展开　点样后的薄层板置入加有展开剂的层析缸中，密闭，上行展开，薄层板浸入展开剂中的深度一般要求溶剂的液面距原点约5mm，展开至规定展距后，立即将薄层板取出，晾干，以备检测。多数品种展距为7～9cm，少数用长度为15cm或20cm的板，展距可适当延长。如规定在展开前需将展开箱用展开剂或规定的溶剂预平衡者，可在双槽层析缸的一侧加入适量的溶剂，密闭放置一定时间后，再将薄层板放入层析缸中展开。如规定薄层板需同时预平衡者，则将点样后的薄层板放在双槽层析缸没有溶剂的一侧槽中，展开前与展开箱同时预平衡后再将展开剂移入此槽中，展开。

展开剂要求新鲜配制，不要多次反复使用。展开剂如需分层，则按要求放置分层后分取需要的一相(上层或下层)，备用。

(4) 检测　色谱斑点本身有颜色者可直接在日光下观察可见光谱，斑点在紫外光激发下可发射荧光者，可直接在紫外光灯下观察荧光色谱；需加试剂方能显色或发射荧光者，则需将试剂均匀喷洒于薄层板面，直接观察或加热显色后观察。用浸渍法显色，板面显色均匀是其优点，但有的供试品经试剂浸渍后，斑点容易被浸润而扩散，或产生拖尾。加热显色者需注意加热时间和温度，尤其含羧甲基纤维素钠的薄层板，加热温度过高或加热时间过长，容易引起板面的焦化，如用硫酸等显色剂，更易造成板面的炭化而影响显色效果。有的成分加试剂后，如挥发油成分经香草醛硫酸显色，加热温度和时间长短不同、放置时间不同均可能使斑点的显色有所改变。

有的品种可熏以试剂或试液的蒸气(如碘蒸气、氨蒸气)显色。

3.5.3 影响薄层色谱质量的因素

(1) 供试品溶液的制备　一般认为薄层色谱所用固定相(薄层板)可即用即弃，不怕供试液中杂质的污染，因而供试品无需净化精制。但由于中药的成分复杂、未知成分多，供试液中溶出的物质较多，其中既有欲测成分也有其他“杂质”，常常由于相互干扰或背景污染而难以得到满意的分离效果，甚至难以辨认，尤其成方制剂更是如此。所以在许多情况下要得到一个较为清晰的色谱，样品提取物经预处理，使供试液得以净化，则是一个关键的步骤。制备样品供试液所用的溶剂一般要求溶解度不宜太大，黏度不宜太高，沸点适中，而对于药材又常常希望将成分尽可能多的被提取出来，所以最常被选用的是甲醇或乙醇，因此欲测成分和许多其他“杂质”均被提取出来，供试液的净化就显得更为必要。

供试液净化的方法有：单一溶剂萃取法、分段萃取法、液-液萃取法、固-液萃取法，可根据样品中化学成分的不同选择使用。

（2）点样技术　点样技术既关系到能否得到可以重现的有良好分离度的薄层色谱，也关系到定量测定结果的准确，不良的点样是最主要的误差来源。

1）薄层板的原点位置对供试品容积的负荷量是极为有限的，如上样容积过大将明显降低分离效率。中药供试液中一般被测成分与“杂质”共存，尤其被测成分含量较低而其他干扰物质较为大量时，常常习惯于或不得不加大点样的容积。另一方面也是由于对上样容积超负荷的严重后果认识不足。现代商品预制板硅胶颗粒细（常规预制板 11～12μm，高效预制板 5～7μm）而均匀，明显提高了分离效率，对上样的要求更高了。如常规预制板展距 10cm，原点直径 3mm，展开后如斑点直径扩散到 6mm，则斑点容量（或称分离数）SN＝10，而用高效预制板原点直径 1mm，展开 5cm，斑点直径如扩散为 2mm，则SN＝15。但如果上样量不适当地加大，如在高效板上原点直径点成 3mm，展开 5cm 后斑点扩散为 4mm，结果 SN＝6，即使延长展距至 10cm，SN 也仅仅达到 11，不可能达到 15。由此可见，即使使用高质量的薄层板，如上样体积不适当地加大，分辨率也同样不会得到提高。这就是为什么要求点样原点直径应尽量小于 3mm 的原因。

2）溶解供试品的溶剂均有不同程度的洗脱力，所以在上样的同时，供试品在原点位置就呈环形展开，原点直径的扩散促进了这种展开，即所谓“上样环形色谱效应”，如供试品在溶剂中溶解度很大，原点将变成空心圈，这种效应对随后的线性展开造成很不利的影响。所以原则上应选择对被测成分可以溶解但溶解度不是很大的溶剂，中药成分复杂，难以兼顾，不可能面面俱到，通常在被测成分不甚清楚或被测成分覆盖的极性范围很宽的情况下，宁愿选择溶解“范围”较宽的溶剂，如甲醇、乙醇等。有的品种被测成分明确，可有针对性地选择溶剂。有的品种选用了乙醚，由于乙醚沸点很低，最终的供试液则需要低温挥去乙醚后，改用其他合适的溶剂制成。

3）供试液的溶剂在原点的残留，也会改变展开的选择性，特别是供试液的溶剂极性与展开剂的溶剂极性相差较大时更为明显；再者，亲水性溶剂残留在原点吸收大气中的水分（特别在高湿度环境）对色谱质量的影响也不可低估。因此上样时同步干燥或上样后进行干燥以除去原点残存的溶剂是必要的。但应尽可能避免高温加热，以免遇热不稳定的成分受到破坏或促进硅胶有催化作用的活性表面起固态化学反应，导致供试品中某些成分的变性。

4）点样装置（微升毛细管或色谱注射器）对薄层表面的机械损伤、对色谱质量尤其对定量分析将带来灾难性的影响。特别是已载有供试品的硅胶表面颗粒被划伤和刮除后果就更严重。点样时要小心操作把损伤降低到最低限度。

（3）吸附剂活性与实验环境的相对湿度
自制的硅胶薄层板在 105～110℃ 烘干，就使其水和硅醇基变为游离硅醇基而活化，反之，活化后的硅胶薄层板可以吸附大气中的水蒸气分子而降低活性。一般情况下，当活化后的硅胶（或氧化铝）薄层板从干燥器中取出，从准备点样到展开前，薄层板是暴露在实验室的大气中，薄层板的活性就取决于实验环境的相对湿度。其他条件相同的情况下，相对湿度对色谱质量的影响是很明显的。通常认为薄层色谱的重现性差，薄层板处在不同相对湿度下操作是主要的原因之一。

有些供试品的成分和所选用的展开剂对相对湿度有较宽的适应能力，即对相对湿度的要求不甚严格，大致在相对湿度 30%～70%下得到相当稳定的色谱。有的供试品在环境条件（温度和相对湿度）恰好适合的情况下，似乎不必控制条件也能把试验做好，但为了不同实验室之间及不同季节均可重现试验结果，应尽可能在相对湿度可控的条件下展开为宜。至少必须记录试验时实际的相对湿度。

相对湿度的控制方法，可在双槽层析缸的一侧槽中加入适当浓度的硫酸，将点样后的薄层板放入另一侧槽中，密闭放置 15～30min，再加展开剂展开；另一种方法是在预先准备好的条件控制箱（状如平卧式层析缸内盛适当浓度的硫酸，或用大小适宜的干燥器）内进行。

此外，在薄层色谱中，层析缸中溶剂的蒸气相也参与色谱展开，层析缸的气体空间在层析过程中起着重要的作用。层析前，层析缸一般应预平衡15min,预平衡后展开的色谱分离度明显提高。

薄层色谱展开剂的选择、展开温度、操作技巧等均是影响薄层色谱质量的主要因素,在实际工作中应引起高度的重视。

3.6 重点药材、饮片及粉末彩色图谱

彩图1A 绵马贯众　彩图1B 绵马贯众片
彩图2A 南大黄　彩图2B 北大黄(西大黄)　彩图2C 南大黄片　彩图2D 北大黄片
彩图3 何首乌(1. 饮片,2. 药材)
彩图4 牛膝
彩图5A 生附子　彩图5B 盐附子　彩图5C 附片(1. 黑顺片,2. 白附片,3. 黄附片)
彩图6A 杭白芍　彩图6B 川白芍　彩图6C 亳白芍
彩图7A 味连　彩图7B 雅连　彩图7C 云连
彩图8 防己
彩图9 延胡索
彩图10A 内蒙甘草　彩图10B 新疆甘草　彩图10C 洋甘草
彩图11A 膜荚黄芪　彩图11B 蒙古黄芪
彩图12A 天花粉　彩图12B 天花粉片
彩图13A 山参(1~3)　彩图13B 生晒参　彩图13C 红参　彩图13D 生晒参片　彩图13E 红参片
彩图14A 三七　彩图14B 筋条及剪口
彩图15A 杭白芷　彩图15B 川白芷
彩图16A 全当归　彩图16B 当归头　彩图16C 当归片
彩图17A 川芎　彩图17B 茶芎
彩图18A 北柴胡　彩图18B 南柴胡
彩图19A 关龙胆　彩图19B 坚龙胆
彩图20 巴戟天
彩图21A 软紫草　彩图21B 内蒙紫草
彩图22 丹参(1. 野生品,2. 栽培品)
彩图23A 黄芩(子芩)　彩图23B 枯芩
彩图24A 鲜地黄　彩图24B 生地黄　彩图24C 熟地黄
彩图25A 潞党参　彩图25B 野党参　彩图25C 西党参　彩图25D 川党参
彩图26A 云木香　彩图26B 老木香　彩图26C 新木香
彩图27A 茅苍术　彩图27B 北苍术
彩图28A 松贝　彩图28B 青贝　彩图28C 炉贝(1. 白炉贝,2 黄炉贝)
彩图29 麦冬
彩图30A 毛山药　彩图30B 光山药
彩图31A 半夏　彩图31B 半夏片
彩图32 石菖蒲
彩图33A 蓬莪术　彩图33B 毛莪术　彩图33C 温莪术
彩图34A 温郁金　彩图34B 黄郁金　彩图34C 桂郁金　彩图34D 绿丝郁金
彩图35 天麻(1. 冬麻,2. 春麻)
彩图36 细辛
彩图37 苏木
彩图38 鸡血藤
彩图39A 沉香(枷楠香)　彩图39B 沉香(白木香)
彩图40A 钩藤　彩图40B 华钩藤　彩图40C 毛钩藤　彩图40D 大叶钩藤　彩图40E 无柄钩藤
彩图41 杜仲
彩图42A 厚朴(筒朴)　彩图42B 耳朴　彩图42C 靴朴
彩图43A 企边桂　彩图43B 油桂筒
彩图44A 原丹皮　彩图44B 刮丹皮　彩图44C 牡丹皮片
彩图45A 关黄柏　彩图45B 川黄柏
彩图46 大青叶
彩图47 番泻叶
彩图48 丁香
彩图49A 洋金花(南洋金花)　彩图49B 北洋金花
彩图50 金银花
彩图51 红花
彩图52A 五味子(北五味子)　彩图52B 南五味子
彩图53 苦杏仁
彩图54 补骨脂
彩图55 巴豆(果实)
彩图56A 酸橙枳壳　彩图56B 香圆枳壳　彩图56C 玳玳花枳壳

彩图 57 小茴香
彩图 58 马钱子
彩图 59 栀子
彩图 60A 槟榔 彩图 60B 槟榔片
彩图61A 阳春砂仁(果实) 彩图 61B 绿壳砂仁(果实) 彩图 61C 海南砂仁(果实)
彩图 62 豆蔻
彩图 63A 草麻黄 彩图 63B 木贼麻黄 彩图 63C 中麻黄
彩图64A 淫羊藿 彩图 64B 柔毛淫羊藿 彩图 64C 朝鲜淫羊藿 彩图 64D 箭叶淫羊藿
彩图 65 金钱草
彩图 66 广藿香
彩图 67 薄荷
彩图 68 穿心莲
彩图 69 青蒿
彩图70A 金钗石斛 彩图 70B 马鞭石斛 彩图 70C 黄草石斛 彩图 70D 耳环石斛 彩图 70E 环草石斛
彩图 71 冬虫夏草(1. 把虫草,2. 散虫草)
彩图 72A 赤芝 彩图 72B 紫芝
彩图 73A 茯苓个 彩图 73B 茯苓片 彩图 73C 茯神
彩图 74 苏合香
彩图 75 乳香
彩图 76A 加工血竭 彩图 76B 原装血竭
彩图 77A 方儿茶 彩图 77B 儿茶膏
彩图 78A 肚倍 彩图 78B 角倍
彩图 79A 海水珍珠 彩图 79B 淡水珍珠
彩图 80 地龙(1. 广地龙,2. 沪地龙)
彩图 81A 淡全蝎 彩图 81B 咸全蝎
彩图 82 斑蝥(1. 大斑蝥,2. 小斑蝥)
彩图 83 蜂蜜
彩图 84 蟾酥(1. 团酥,2. 片酥)
彩图 85 蛤蚧
彩图 86 蕲蛇
彩图 87 熊胆
彩图 88A 毛壳麝香 彩图 88B 麝香仁
彩图 89A 花鹿茸(1. 二杠锯茸,2. 二杠砍茸) 彩图 89B 马鹿茸
彩图90A 天然牛黄(1. 胆黄,2. 管黄,3. 胆黄断面) 彩图 90B 人工牛黄
彩图 91 羚羊角
彩图 92 朱砂
彩图93A 雄黄 彩图 93B 雌黄 彩图 93C 雄黄粉
彩图 94 赭石
彩图 95 石膏
彩图 96A 五花龙骨 彩图 96B 白龙骨 彩图 96C 龙齿
彩图97 掌叶大黄根茎粉末特征(1. 草酸钙簇晶 2. 导管 3. 淀粉粒)
彩图98 金银花粉末特征(1. 腺毛 2. 非腺毛 3. 草酸钙簇晶 4. 花粉粒)
彩图99 五味子粉末特征(1. 种皮表皮石细胞 2. 淀粉粒 3. 胚乳细胞 4. 果皮表皮细胞 5. 种皮内层石细胞)
彩图100 熊胆粉末特征(1. 乙二醇制片 2. 甲苯制片)
彩图 101 石膏粉末特征
彩图102 二妙丸显微特征[1. 苍术(a 木栓石细胞 b 草酸钙针晶)2. 黄柏(a 石细胞 b 晶纤维)]

彩图请描扫以下二维码